医学美学

主　编　孙乐栋　刘君丽　梁文丽

副主编　王　芃　康晓琳　刘俊峰　唐妮娜

主　审　周再高

编　委　（以姓氏笔画为序）

王　芃（天津医学高等专科学校）
王艳茹（包头医学院）
白　洁（大连医科大学）
刘君丽（包头医学院）
刘俊峰（广州中医药大学）
孙乐栋（南方医科大学）
李玲杰（南方医科大学）
李凯军（大同大学）
郑爱义（大同大学）
唐妮娜（南方医科大学）
宴　文（遵义医学院）
曹　慧（桂林医学院）
康晓琳（包头医学院）
梁文丽（广东药科大学）
谭　锐（南方医科大学）

科学出版社

北　京

内 容 简 介

本书共分10章，系统阐述了医学美学的基本理论、基本知识和基本技能，内容包括医学美学概论、医学美学基础——美与审美、医学形式美、医学美学的核心——医学人体美、人体的整体形态美、人体各部位的美、医学理论与技术中的美学神韵、医学审美评价、医学审美教育、医务人员职业素质美的塑造等，较好地反映出当前医学美学的研究成果和发展趋势。

本教材适用于临床医学本科、医疗美容技术专业学位研究生和低年资住院医师使用，亦可供临床教师教学时参考。

图书在版编目(CIP)数据

医学美学/孙乐栋，刘君丽，梁文丽主编.—北京：科学出版社，2017.7
ISBN 978-7-03-053957-1

Ⅰ.①医… Ⅱ.①孙… ②刘… ③梁… Ⅲ.①医学美学－医学院校－教材 Ⅳ.①R-02

中国版本图书馆CIP数据核字(2017)第156453号

责任编辑：程晓红／责任校对：张小霞
责任印制：赵 博／封面设计：吴朝洪

科学出版社出版
北京东黄城根北街16号
邮政编码：100717
http://www.sciencep.com
北京市金木堂数码科技有限公司印刷
科学出版社发行 各地新华书店经销
*
2017年7月第 一 版 开本：787×1092 1/16
2025年9月第九次印刷 印张：9 1/2
字数：237 000

定价：48.00元

(如有印装质量问题，我社负责调换)

前　言

20世纪80年代，掀起了医学美容的热潮，大众对美感的需求日益增长，促使了“医学”与“美学”的有机结合，促进了新的学科——医学美学的逐渐形成和快速发展。

医学美学是应用美学的一般原理，研究医学领域中包括医学人体学、医学审美、医学美感等一切美学现象及其发生、发展和变化规律的科学。医学美学是一门美学和医学相结合的跨学科的新的边缘学科，是以美学原理和知识应用于医学领域的科学，其把传统的医学科学升华为医学艺术。因此，若不掌握一定的医学美学知识，将无法满足当前医学发展的需要。但国内外关于医学美学方面的教材和专著相当缺乏，严重影响了专业人才的培养和医疗质量的提高。为了更好地服务于医学教育和临床，我们在科学出版社的支持下，在南方医科大学通识精品教育重点建设项目基金资助下编写了《医学美学》教材。

该教材在结构和内容上体现了思想性、科学性、先进性和实用性，构建医学美学学科体系，反映了当前医学美学的研究成果和发展趋势。但由于专业发展和知识更新速度一日千里，加之时间紧，内容繁多，若有错误、疏漏之处，恳请各位同道和广大读者不吝赐教及大方指正，以期再版时补充和修正。

本书在编写过程中，有幸得到南方医科大学通识精品教育重点建设项目基金资助和南方医科大学南方医院皮肤科周再高教授的热情鼓励和指导，并在百忙之中审校了全部书稿，为本书增色不少。此外，全体编委的高度责任心、协作精神和精益求精的工作态度有力地保障了本书质量。南方医科大学珠江医院皮肤科张苑医师、梅奕洁医师、博士研究生李慧、硕士研究生林琳等为本书的编写、校对工作付出了大量的艰辛劳动，衷心地向他们表示感谢！

本教材适用于临床医学本科、医疗美容技术专业学位研究生和低年资住院医师使用，亦可供临床教师教学时参考。

孙乐栋

2017年2月

目 录

第 1 章　医学美学概论

第一节　医学美学的定义及研究对象

一、医学美学的定义

美学是研究美、美感、审美、现实美与艺术美等所有与审美相关的现象及其普遍规律的科学。美学历史悠久，早在春秋战国时期的思想家孔丘及古希腊学者柏拉图等就开始论述和探讨美学，但其真正成为一门独立学科则始于 1750 年德国 Alexander Gottlieb Baumgarten 出版的专门的学科著作 *Aesthetik*。因此，美学是一门古老而又年轻的学科。

医学美学是美学的分支。20 世纪 80 年代，掀起医学美容的热潮，对美感的需求日益增长，促使了"医学"与"美学"的有机结合，促进了新的学科——医学美学的逐渐形成和快速发展。国内学者的多个版本的医学美学方面的著作相继出版，其概念逐渐统一，即：医学美学是应用美学的一般原理，研究医学领域中包括医学人体学、医学审美、医学美感等一切美学现象及其发生、发展和变化规律的科学。

首先，该定义明确指出医学美学是一门理论学科，是研究医学领域中一切美与审美现象及其发生、发展和变化规律的人文学科，将医学美学与美容医学中的其他临床学科分开来。医学美学的学科理论来自于医学和美学的基本理论，决定其既有人文学科的性质，又有医学技术学科的性质。其次，该定义反映了医学美学的学科性质，它是一门美学和医学相结合的跨学科的新兴的边缘学科，是以美学原理和知识应用于医学领域的科学，其把传统的医学科学升华为医学艺术。

二、医学美学的研究对象

医学美学是应用美学的一个分支，其基本研究对象是医学领域中的美与审美。

(一)研究医学美

医学美是医学美学的主要研究对象。医学美是指医学领域中的美，包括人体美及维护和塑造人体美的一切医学现象，是从美学和医学相结合的角度研究维护、修复和重塑人体美的理论和实践所展示的各种美的总和，其可对保障和增进人体美产生积极的影响。可分为感性美和理性美，前者是指医学实践过程中展露的主客体的各种形象美，后者则是指医学职业美或医学技术美。

(二)研究医学人体美

人体美是一种独特的审美对象，是自然与社会共同的产物。医学人体美是一个多层次的整体概念，是在健全体格和健康体质基础上形成的人体美。对医学人体美及其规律的研究就成了医学美学研究的主要任务。医学的对象是人，医学的任务不仅是要医治人类的疾病给他们健康，还要满足心理上对健康的需求。医学美学既要研究医学人体美的各种形式、形态（如现实人体美与标准人体美、体型美与结构美、功能美与生命美、体魄美与思维美、动姿美与气质美、外在美与内心美等），还要研究与医学人体美相关的因素，涉及的范围非常广泛。

（三）研究医学审美

医学审美是以人的情感为中心的一种综合的审美意识，是在医学学科体系和实践活动（包括询问病史、体格检查、处方用药、手术及其他活动等）中形成的审美情感、审美认识和能力的总和。其包括医学审美感受、医学审美趣味、医学审美能力、医学审美观念和医学审美理想等。在医学审美过程中，必须符合整体性、健康性和选择性原则，并以维护人的身心健康作为医学审美的理想终点。

（四）研究医学美感

医学美感是医学审美主体以维护人的身心健康为目的的一种特殊的美感过程，其以理性认识为主导，以生命活力美为核心。是多种心理因素相互作用及渗透的综合过程。医学美感是多元的，因而对医学美感的研究也必须是多方面和多层次的。

（五）研究医学审美教育

医学审美教育是医学美学研究的重要内容之一，包括研究医学审美教育的特点、内容、形式、方法和培养目标。长期的医学实践积累了许多医学审美经验，要将其系统化、理论化，更好地为医学实践服务，必须通过医学审美教育才能实现。医学审美教育是医学美学的重要组成部分，也是医学教育的一个重要环节。不仅医护人员需要接受审美教育，而且要通过医护人员施之于医疗对象。

第二节　医学美学与相关学科的关系

医学美学是研究医学领域中一切美与审美现象及其发生、发展和变化规律的学科，既有人文学科的性质，又有医学技术学科的性质。其理论基础和学科内容涉及美容医学、人体美学、医学伦理学等多个学科。它们之间既有密切的联系，也有本质的区别。

一、医学美学与普通美学的关系

美学是研究美、美感、审美、现实美与艺术美等所有与审美相关的现象及其普遍规律的科学，是一门独立的学科。现代医学模式的转变和现代健康观念的更新，特别是美容医学的快速发展，促进了医学和美学的结合，形成了一个分支学科——医学美学，其是美学在医学领域中的应用，是应用美学的一般原理，研究医学领域中美学现象及其发生、发展的规律的学科。其研究核心是医学人体美，而人体美是美学的主要内容。

二、医学美学与美容医学的关系

医学美学与美容医学共同的学科目标都是以维护、修复和再塑人体美、增进人的生命之美为最终目的，两门学科有共同的研究对象——医学人体美。此外，两门学科具有类似的发展历史。因此，这两门学科的性质和学科范围易于产生混淆。但事实上，这两门学科概念不同，不应混淆。医学美学的范畴较美容医学宽泛，甚至有部分学者认为包括后者。美容医学是一门以医学美学理论为指导，以人体形式美法则为基础，通过医疗美容技术来达到维护、修复和再塑人体形态美，可见其是医学、美学与美容技艺有机结合的产物。医学美学与美容医学之间是基本理论与实践应用的关系，美容医学是医学美学的一个最基本、最重要的应用分支学科。

三、医学美学与人体美学的关系

人体美是医学美学与人体美学共同的研究对象，两个学科都采用解剖学、生理学、病理学、运动学、人类学和人体测量学等自然科学的手段对人体进行研究，以发现人体形式美、人体审美及美感规律。但医学美学更注重研究医学人体美的各种形式、形态，如现实人体美与标准人体美、体型美与结构美、功能美与生命美、体魄美与思维美、动姿美与气质美、外在美与内心美等，涉及的范围远超人体美学。

四、医学美学与美容医学心理学的关系

美容医学心理学是以医学心理学为基础，研究美容医学临床实践中出现的心理问题及其规律的科学，其是应用心理学的分支学科，与医学美学的学科范围有较大的差异。但医学美学研究的范围中，医学审美、医学美感同样涉及心理学问题，与美容医学心理学有学科范围交叉。目前普遍认为，医学美学与美容医学心理学两者在科学体系中是相互交叉、相辅相成的关系。

五、医学美学与医学伦理学的关系

医学伦理学是运用一般伦理学原则解决医疗卫生实践和医学发展过程中的医学道德问题和医学道德现象的学科，是伦理学的一个分支。其学科定义及范围与医学美学明显不同。但医学美学与医学伦理学又有共同之处，主要的共同点是两门学科都是探讨医学范畴中的美与善，对美丑善恶的看法是一致的，而且两门学科的任务都不能脱离社会功利性。

第三节　医学美学的学科任务

从医学美学定义、学科范围和发展的需要来看，其主要的学科任务如下。

一、为维护、修复和再塑人体美，增进人的生命之美提供理论依据和指导

医学美学是研究医学领域中包括医学人体学、医学审美、医学美感等一切美学现象及其发生、发展和变化规律的科学，其最终目标是为促进人的生命之美。在研究过程中需要深入认识医学人体美的形式、发展、变化的自然和社会影响，维护、修复、再塑医学人体美的途径与手段及自身审美意识的特点及其变化的规律性等，为实现学科目标提供必需的理论武器，以有效地指导医学美容实践艺术和美感质量。

二、为协调医学审美关系寻求新途径

医学整体美的主要特征就是人与自然、人与人、人自身关系的和谐，也是医学美学所追求的目标。从医学美学的角度来看，人与自然、人与人、人自身关系的和谐可以简单概括为审美主体与审美客体的和谐。审美主体科学地认识、看待、判定客体的丑美，并让审美客体适应、满

足主体的审美需求。这就要求不断研究协调审美关系的途径和最佳的手段，以保证医学审美活动的顺利进行。

三、为改善和建设医学审美环境提供理论指导和实践手段

良好的医疗单位的自然地理、环境状况、建筑物的布局、装饰物的形态与色彩、室内外绿化与美化、诊疗操作的姿势乃至医院工作人员的形象和仪表，特别是人际关系等都有利于医学美感的提升，促进身心和谐的客观审美环境，其中人际关系处于核心地位。因此，医学审美主体要改善和建设良好的医学审美环境。在此过程中必须有医学美学的指导和美学手段的参与。

四、为审美创造提供理论武器

审美创造是指审美主体按照“美的规律”进行的一种自由创造活动。根据创造领域和结果的不同，审美创造可分为“审美意象”创造和“审美对象”创造。如何有效进行医学“审美意象”和医学“审美对象”创造是医学美学研究的一个重要任务。

五、为实施医学审美评价提供理论依据

医学审美评价是指依据一定的审美原则、审美观念、审美程序等，对医学审美对象进行审美价值判断。如对诊疗实施、医疗环境、医疗效果、医学行为等进行审美评价，对提高医学技术和医务人员的道德水准具有重要的意义。但医学审美评价的目的、内容、方法和标准，都需要医学美学进行研究、规范。

六、为医学审美教育提供教材和培养师资提供理论导向

虽然一些综合医学院校开展了医学美学课程，在教材建设和师资培训上取得了一定的成果，但不得不说目前非常突出的问题是高质量的教材偏少和高素质医学美学和美容医学授课教师的缺乏。这就要求编写高质量教材和创造条件培养高质量的医学美学与美容医学教师。

第2章　医学美学基础——美与审美

第一节　美与医学美

一、美的含义及本质

（一）美的含义

美学是一门研究美与审美及其本质和规律的科学。关于美的含义，往往被分为非审美意义上的美和审美意义上的美两种。

1. 非审美意义上的美

（1）生理快感：生理快感与美有着密切的联系，现代科学仍然承认美离不开生理快感，这些联系曲折地保留在概念中，使“美”有时直接用来表示某些生理快感，表达由于生理需要得到满足而产生的舒适感、愉快感。如饥饿之极得到食物，干渴之极得到饮水，便会发出“真美”“美极了”的赞叹。“美味”“美食”“美酒”等，都是此意。

（2）社会快感：它是由于社会需要得到满足而产生的快感。人的自然属性决定了人有各种生理需要，而人的社会属性决定了人在生理需求之外还有种种社会需要。例如，人渴望友谊，需要爱情，需要肯定自身的价值。这一类社会需要得到满足后同样会产生快感。老师的表扬，同学的夸奖往往使人心里“美滋滋”的，这是一种不同于生理快感和美感的快感。

（3）伦理赞赏：这是就伦理对象而言，当人们对某人的言论、思想、行为进行评价和赞赏时，也常用“美”字，如当今的语言美、心灵美、行为美就属于伦理赞赏。

2. 审美意义上的美　在美学范围内，“美”字多指审美对象。凡是能够使人得到审美愉快的欣赏对象都被称之为美。但在围绕审美对象展开的长期讨论中，又出现两种对立的观点。主观论把美和审美对象看成一回事，审美对象是由人的主观的审美感受、审美态度创造出来的。客观论则认为，一个事物能不能成为审美对象，最终还是决定于客体的审美性质（素质），所以他们把美主要作为审美性质来看待。此外，人们还要从哲学上探讨决定某一事物美与不美的根本属性和特质，也就是该事物之所以称其为美的事物所具有的内在品格和规定性。由此，美有3种基本含义：审美对象、审美性质、美的本质。

（1）美作为审美对象：指的是人类生活中和艺术世界中客观存在的审美对象，如一束花、一幅画、一首乐曲、一件文物等。它包括两个不同层次。在较低的层次上，它是相对特定时代和社会中的审美个体而言的。一个美的事物对于某一审美个体来说成不成为审美对象，需要审美个体方面的条件，再珍贵的艺术品对于一个没有任何艺术修养的人或没有审美心境的人来说，不能成为审美对象，正如音乐对于一个失聪的人不可能成为审美对象一样。在较高的层次上，它相对于人类这个主体而言，不管某个特定的个体是否与之构成审美关系，只要这个美的对象已进入人类的审美领域，就已成为审美对象了。例如，尽管存在大量的失聪和无音乐欣赏能力的人，音乐仍是人的审美对象。

（2）美作为审美性质：指的是现实的和艺术的审美对象本身某种客观的审美性质或审美属性。一个事物能否成为审美对象，仅有主体因素还不够，还需要客体本身具有审美性质。那事物的审美性质从何而来呢？有人认为它是事物本身所具有的比例、对称、多样统一等，这些形式规律之所以会引起人们的审美愉悦，是因为它们体现了自然事物的内在本质。这种用事物本身的形式、规律来解释什么是审美性质，把审美性质等同于美的客观论证，其结果是陷入客观唯心主义的神秘目的论。而格式塔心理学派认为，事物的形式结构与人的生理心理有一种同构对应关系，外在对象的各种形式、规律与内在情感符合、对应。这也没有从根本上回答事物的形式、规律何以成为审美性质的问题。要想寻求事物的形式、规律何以成为审美性质或属性，既不能从它本身找答案，也不能从人的生理、心理上找答案，当然更不能像柏拉图、黑格尔那样从事物的精神上找答案。它与美的本质、根源问题相关。

（3）美作为美来看：是指美的本质、根源。美的本质、根源是美的现象、审美对象、审美性质的深层本质，是决定事物的形式规律具有审美性质，并最终成为审美对象的根本原因。作为审美意义上的美，在实际的使用上常常是混杂多样的，指向不同的角度，如美感、形式美、美的本质、审美对象、审美标准、美的现象、审美评价、美学研究对象等。但在美学研究的范围内，概括来说，美作为研究对象，审美对象是它的第一层次，审美性质是它的第二层次，美的本质与根源则是它的第三层次。

比对审美意义上的美和非审美意义上的美，可以看到，它们之间往往有一种对应关系。“审美的”是在“非审美的”基础上产生的，又把非审美的保留在自己内部。例如，美在非审美意义上表示的心理反应是生理快感和社会快感，这两者构成了美在审美意义上表示的心理反应——美感的基础。任何美感都伴随着一定的生理快感和社会快感。美感的分类与美感中包含的社会快感的大小、多少有密切的关系。再如，美在非审美意义上用来指善、真和事物的一些性状、特征。分别看，它们不具有审美意义，但是当它们按照一定的规律统一起来时，就有可能成为审美意义上的美。当美用来指审美标准、美的对象的特征时，就包含了这种真善美的统一。如果从历史发展的角度看，美最初就是非审美意义上使用的，后来才得以丰富成为现在的审美意义上的美。

（二）美的本质

美的本质问题，是美学理论的基本问题，是解决其他美学问题的前提和基础。美学研究中许多分歧的产生，不同美学学派的形成，其主要原因之一就在于对美的本质的不同理解。对于美的本质，长期以来众说纷坛，争鸣激烈。简要介绍以下几种观点。

1. 第一种观点认为美是主观的。“美是人人都知道的，但是对于美的看法，并不是所有人都相同的。同是一个东西，有的人会认为美，有的人却认为不美，甚至于同一个人，他对美的看法在生活过程中也会发生变化，原先认为美的，后来会认为不美；原先认为不美的，后来会认为美。所以美是物在人的主观中的反映，是一种观念。”吕荧曾在《美学问题》中这么说。美由心生，这是偏于唯心主义的观点。

2. 第二种观点认为美是客观的，美在于事物的自然属性。蔡仪在《新美学》中说：“物的形象是不依赖鉴赏者的人而存在，物的形象的美也是不依赖于鉴赏者的人而存在的。”美的东西就是典型的东西,美的本质就是事物的典型性。这种观点忽略了人对客观认识的一面。

3. 第三种观点认为美就是主客观的统一。朱光潜指出:"如果把美下一个定义,我们可以说,美是客观方面的某些事物、性质和形状适合主观方面意识形态,可以交融在一起而成为一个完整形象的那种特质。"也就是说,他认为美不是物,而是意识形态化的物的形象。这种观点仍然未摆脱美是心灵创造的模式。

4. 第四种观点认为美是主客观和社会性的统一。李泽厚给美的定义是:"美就是包含着社会发展的本质、规律和理想而有着具体可感形态的现实生活现象,简而言之,美就是蕴藏着真正的社会深度和人生真理的生活形象。"美是真理的形象。这种观点被大多数人所接受。

二、医学美的含义及基本形态

医学美是医学美学的主要研究对象,学习和研究医学美对掌握医学美学的实质是非常重要的。

(一)医学美的含义

医学美是存在于医学领域内的美,是美在医学领域的一种特殊表现,它贯穿于医学理论、临床医疗、预防保健、美容医学、医疗管理等方面,乃至整个医学领域。医学美有两个基本含义:一是指人体美及人体健康之美,即医学人体美;二是对这类特殊的美的维护、修复和塑造的医学实施和医学理论,包括一切有助于增强人体生命活力美感的医学技术实施、医学审美理论、医学审美行为、医学审美环境和医学审美关系等。医学美的核心是医学人体美。

(二)医学美的基本形态

医学美学是由医学与美学相结合而形成的一门交叉学科,医学美的内涵是存在于医学领域内诸多美的总和,有益于人体身心健康的各种感性和理性形态均在此范畴。在医学美学这个蕴含丰富的学科中,可以从不同的角度和层面去认识医学美的基本形态。

1. 从美的基本形态来认识医学美的分类　美的基本形态可分为自然美、社会美、艺术美和科技美。医学美是美的特殊形态,它与美的基本形态既有千丝万缕的联系,又有自身特点。

(1)医学自然美:医学自然美是指在医学领域,以自然规律为前提,遵循自然美的一般规律进行创造和维护的一种特殊的自然美。首先,医学美必须按照自然规律指导医疗保健实践,如以医疗手段改善人体的形态欠缺、容貌的瑕疵或缺陷时,要遵循形式美法则。其次,利用自然美设计符合审美的整体布局,为患者和医务工作者创造美好的医疗环境,如在风景秀丽的地区设立疗养点等。自然美可以丰富人们的精神生活,陶冶人们的情操,有利于患者的康复。从人类和自然平衡协调的角度出发,经过合理适宜地开发,既发展了医学美,又升华了自然美。

(2)医学社会美:人是社会中的人,人的本质是社会关系的总和。现代医学的作用主要体现在社会功能上,医学美的价值就是一种社会价值。医务工作者自身所展现的语言美、行为美、仪表美就属于社会美的范畴。先进的医学成果、精湛的医疗技术、优质的医疗服务可以有效地保障人们的身心健康,对社会美有积极的促进作用。同样,社会美的推进能进一步改善医患关系,优化医疗环境,对医学美亦有着积极的作用。

(3)医学艺术美:是存在于医学中的各种艺术形式的美。艺术美来源于现实美并高于现实美,对医学美有着直接的渗透作用,所以医学美有着艺术美的特征。人体组织结构和形象所展现的形象美是医学美中必须遵循和维护的。医学美中融合着艺术美。一是表现在艺术治疗上,如景观疗法、音乐疗法、歌舞疗法等,利用艺术美的愉悦功能,达到消除疲劳、预防疾病、延年益寿的目的;二是体现在医疗建筑艺术、内部装饰艺术、医学教育示教图艺术、医疗器械的塑造艺术等方面。

(4)医学科技美:是医学中的一切科学技术成果的美,表现在医学实践过程、医学知识体系和医学成果之中。如医生对疾病新的有效的治疗理论和方法、外科医师在手术中技术操作的熟练和精准等都属于医学科技美的范畴。医学技术美水平的高低关系到维护、塑造医学人体美的质量,对提高人们的生活质量有重要的作用。

2. 从医学美的内在性质分类　按照医学美的内在性质,可分为医学人体美、医学环境美、医学感性美、医学理性美 4 种形态。

(1)医学人体美:是指人在正常状态下的结构形态、生理功能、心理舒适和社会适应等方面的全面和谐统一的健康之美,人的生命活力美是医学人体美的核心。医学人体美是医学美的核心,是医学美学的核心范畴。

(2)医学环境美:是指有利于人类产生和丰富其医学审美感受,以增进其身心健康、和谐的客观环境之美。环境与人类的生存密切相关,环境的优劣直接影响着人类的身心健康。医学环境美可分为生理性环境美、心理性环境美和社会性环境美三类。①生理性环境美着重满足人的“五官感觉”方面的审美需要:这就要求医疗保健机构,如疗养院等建设在风景秀丽、空气清新、阳光充足的地方,要重视美化医院环境,给患者提供一个优美的治疗环境。②心理性环境美着重满足“感觉的人性”方面的审美需要:即情感及伦理方面的审美需要。它不仅表现在医务工作者的职业规范中,如仪容整洁端庄、态度和蔼亲切、技术精湛先进等,还表现为医院救治工作井然有序、医院整体和谐运转等方面。③社会性环境美着重满足自我实现这一人生最高层次的审美需要:患者就医的目的除了摆脱疾病困扰,恢复健康,他们还需要作为社会成员的人的价值被充分承认和肯定。这就要求医务工作者平等待人,使患者感受到尊重和和谐。

(3)医学感性美:是医学实践过程中医学主客体所展露的一种形象美,人们在医学实践中逐步扩大和加深对医学美的认识,并运用它的特性和功能来维护和增进人体的健康美,医学感性美包括主体感性美和技术感性美。

(4)医学理性美:是相对于感性美而言的,是蕴含在医学理论中的一种美,它本质上属于科学美的范畴,包括两方面的含义:首先,人的生长、发育、衰老和死亡等规律所体现出来的本身就是一种内容美,医学理论正是医学家对人体内容美的审美感知过程。其次,医学理论本身就体现出美的魅力。它揭示人体结构和构造的完整匀称、功能的协调统一等,这都是美的具体体现。新奇、和谐、简洁是医学理性美的 3 个特点。

三、医学美的特征

医学美的特征是医学美本质的体现,它与其他形式的美既有联系,又有区别。医学美的基本特征是技术整合性、多样统一性、形象感染性和实践演进性。

1. 技术整合性　医学美学是美学在医学领域中的具体应用,是一门实践性很强的科学。医学美的内容和形式无不渗透着医学专业的技术特征,如医疗环境美、医学科技美、医学人体美等都是如此。同时医学美又借鉴艺术美的内容、形式、方法等。因此,技术与艺术的整合是医学美的重要特征。

2. 多样统一性　医学美是一个涵盖非常广泛的概念,除了人体美,还有很多其他形式的美,如医学科技美、医学环境美、医学社会美及医务人员的外在美、内在美和审美修养等,尽管医学美的形式是多种多样的，但是却不是杂乱无章的，它们统一的目标是维护和塑造人体美。只有把医学美作为一个整体，才能真正把握它的意义与价值。

3. 形象感染性　医学美的形态是具体的，同时也有情感性特征，前者是医学美的外在形式，后者是医学美的内在功能。医学美所包含的医学实践过程美、医学手段形象美、医学成果形象美、医学主体形象美都具有形象的可感性。医学美的各类具体形象都通过情感的表达，以愉悦为基础，使人对医学领域中的具体事物产生肯定或否定的审美态度和审美评价，使身心得到放松，陶冶了性情，这就是医学美的感染性。医学美学就是通过对医学审美形象的直接感知和审美特征的鉴别评价，从而形成美的概念和意识，从情感上产生共鸣，逐步提高感知、体验、评价和创造美的能力。

4. 实践演进性　医学美不是孤立存在的，它与医学学科和社会文化的发展紧密相连，是社会实践和医学实践的产物。随着医学实践的进步，医学美也在变化的实践中形成、发展和变化，医学美的水平是由医学的时代实践水平决定的。医学美所表现出来的各种形式的美，由于不同时代的特定审美观的不同，表现也不同。只有当医学发展到掌握了影响人机体健康的各种因素，并能运用科学手段改善人体健美的素质和形象时，医学美才能够更好地为医疗预防保健工作服务。

第二节　美感及其基本形式

一、美感的内涵

美感又称作美感经验，它是审美活动的唯一标志。凡是与美有关的事物总是会成为人们追求、向往的目标，人们在审美活动中对美的事物的主观感知、欣赏和评价就是美感。在美学范畴中，美和美感是两个既相区别又相联系的概念。一般来说，美主要描述对象存在的审美特征或属性，而美感则指主体内心的一种特殊的感觉经验或者一种特殊的心理感受。美感与快感、道德感、理智感这类情感既相互联系，又相互区别。美感的概念有广义和狭义之分。狭义的美感，即审美感受，指审美者对于审美对象所产生的美的主观体验或心理反应，是由审美对象引起的一种精神上的愉悦和满足。广义的美感又称审美意识，是审美者所反映的审美意识的各个方面和各种表现形态的总和，是审美者对审美对象所产生的感受、体验、认识和评价，包括审美趣味、审美观念、审美能力、审美理想、审美标准、审美感受等。其中审美感受是审美意识的核心，是审美意识中最基本、最主要的形式。无论是狭义的美感还是广义的美感，它的形成过程就是审美活动过程，美感是审美活动过程的结果，美感经验是审美活动和美的现象的唯一见证和标志。

二、美感产生的根源

（一）美感的产生

人类独有的美感是如何产生的呢？美感是美的反映，没有客观存在的美，就无法产生美感。美是在社会实践过程中形成的，美感也是社会实践的产物。生产劳动使人脱离动物状态逐渐成为社会的人，同时人的各种感觉器官逐渐发展成为具有社会性质的人的器官。人不仅能感受到自己直接接触到的对象，还能感受到自己未直接接触到而由其他个体传达给自己的事物。美感作为人类特有的一种心理、意识反映形式,从根源上是劳动这种人类独特的生存方式的真正产物。

劳动使人逐渐获得人的五官感觉,形成了美感的生理学基础。人类是由动物进化而来,美感的产生、发展是一种由低级向高级发展的生命活动过程,这些过程也标志着人类的进化。劳动这种人类独特的生存方式让人类逐渐产生了审美需要。原始人类在劳动中直观到自己的力量和生活,体验到处于萌芽阶段的审美愉快,这种愉快逐渐成为一种社会需要,并要求创造特殊的对象来满足它,于是就出现了模仿劳动的原始舞蹈、音乐及原始艺术品等。人类的美感受到社会劳动生产实践水平的决定性制约。随着社会生产力的发展,人们的审美对象从最初与劳动有关的土地、河流、庄稼等,扩展到了与社会生活无直接联系的花鸟、树木、山水等自然事物。哲学家把人的需要分为生存需要、享受需要和发展需要 3 个层次。其中生存需要是作为生物的人生存的必要前提;享受需要是在劳动使基本的生存需要得到满足的基础上产生的一种需要;发展需要则是最高层次的需要,这种需要表现为人的一种精神追求,即人表现自己的生命意义感、人生价值感的需要,包括审美需要。人依靠劳动不仅满足了生存需要,而且在此基础上产生了享受和发展的需要。仅仅依靠本能来生存的人类以外的动物不可能有审美的需要,因此,审美需要只能是劳动的必然产物。由此可见,美感的产生与发展是建立在人类生产劳动的社会实践基础之上的,社会劳动实践是美感的根本来源。

(二)美感的产生条件

美感产生于人类的劳动实践,构成美感需同时具备 3 个条件。

1. *审美的主体* 即具有审美能力的人。

2. *客观存在的美的事物* 这种美的事物可以是天然的自然美、人化的自然美,也可以是具有社会属性的美的存在,这是审美的客体。

3. *社会劳动实践活动* 这是联系审美主体与审美客体的纽带,只有在社会劳动实践活动中,美的事物才有展现和发展的舞台,作为审美主体的人类才有了发现美、感知美、创造美的动力和源泉。

三、美感的基本特征

(一)愉悦性

愉悦性是美感最基本和最显著的特征。美感的愉悦性与美的愉悦性的最大区别在于美只是令审美主体愉悦,自身并不感到愉悦(如石头之美,其自身是无法感受的),而美感则是审美主体自身感到愉悦。关于美感的愉悦性特征,古今中外论之者甚众。亚里士多德在《诗学》中分析逼真模仿的艺术美的美感反应时说:“事物本身看上去尽管引起痛感,但惟妙惟肖的图像看上去却能引起我们的快感。”他着力分析悲剧的美感效果是通过“恐惧”和“怜悯”“给我们一种它特别的快感”。18 世纪法国的伏尔泰认为:“要用‘美’这个词来称呼一件东西,这件东西就必须引起你的惊赞和快乐。”

美感所带给人的情感快乐,不能吃、不能喝,未必有实用价值,但却是人的精神生活不可或缺的追求,也是人在满足了实用需求之后锦上添花的追求。它有时会带来令人如痴如醉的幸福的“高峰体验”。当然,对美感的乐感成分切忌做简单化的单一理解。在逼真地描写丑的题材的艺术作品和包含丑的元素的崇高、滑稽、悲剧、喜剧等现实美或艺术美的范畴所引起的审美反应中,也有痛感及不适、苦涩、压抑等类似的情感,然而,“这种感情立即和我们所能得到的满足混合在一起，形成一种混合的情感，一种带有苦味的愉快，一种肯定染上了痛苦色彩的快乐”。毫无疑问，在这种“混合的情感”中，乐感是占主导倾向的，它不仅决定了这种“混合的情感”是“美感”，而且决定了引起这种“混合情感”的对象是“美”，而不是“丑”。

(二)直觉性

所谓直觉性，是指美感判断为不假思索的直觉判断。美感的直觉性是由美的形象性所决定的。形象的美诉诸审美主体的直观，即便是内涵美，也以其寄托在某种特定形象首先作用于审美主体的感官，然后再因满足内在精神的需求而呈现为感觉的愉悦。皎洁的明月、绚丽的朝霞、烂漫的山花、苍劲的古松，人们一见便会感到舒适。

(三)超越性

审美的超越性也称为审美的超功利性，这里功力性是狭义的，指的是物质功利性。人面对一个审美对象，首先是去感受和欣赏，而不是去占有和消费。黑格尔认为：“审美带有令人解放的性质，它让对象保持它的自由和无限，不把它作为有利于有限需要和意图的工具而起占有欲和加以利用。”“美的特点并非刺激欲望或把它点燃起来，而是使它纯洁化、高尚化，比方一个美女……她越是长得美丽，人们越是见了品格如此高尚的造物，他们的肉欲，必然愈加受到一种优美娴雅的情感的调和，有时甚至被无私的崇拜心理所替代。”

审美活动与一切有着直接或间接的功利目的的活动相区别，真正的审美活动几乎是不存在功利性的考虑的。在面对一种审美对象，如自然风光、艺术作品时，人们不会去想着要占有它们，也不会去估算它们的价格，当然也不是要弄清它们的科学含义。朱光潜先生曾经用著名的看松树的例子来说明美感的超功利的性质。他说：“面对一棵古松，商人的活动是功利性的活动，想到的是它能出多少方木料，能卖多少钱；科学家的活动是认识活动，想的是这棵古松的科学分类和生长年代；而只有画家是在进行审美活动，画家会马上被古松的外形所吸引，沉醉于它的苍翠遒劲。”朱光潜先生由此指出，人对一件事物的主要的看法或态度有 3 种，即实用的、科学的、美感的。只有用美感的态度去看事物，才能看到美。这种美感的态度，就是不合利害关系的态度，就是超功利性的态度。潘天寿先生说：“美情与利欲相悖而不相容。去利欲愈远，离美情愈近，名利权欲愈炽，则去美俏愈远矣。”

(四)差异性

美感虽然是人类共有的一种精神活动，但也存在差异性，美感差异性的产生主要有 3 个方面的原因：第一，审美客体方面。客观世界的各种事物和现象种类繁多，每一种事物和现象本身属性也十分复杂多样，而且也在变化发展，人们面对这些对象的时间、地点和条件不同，会引起不同的审美感受。第二，审美主体方面。不同的社会文化传统、政治生活环境及不同的生活经历、教养程度等，使得不同的个人、不同的群体拥有不同的审美标准。对于个人来说，个体遗传素质的差别也可能是造成个体审美差异的原因之一。第三，社会历史方面。美感是历史的产物，具有历史性，不同的历史阶段人们劳动生产能力和水平有很大差异，人们的劳动生存能力越强，闲暇时间越多，美感的敏感性和多样性就越能得到发展。美感的差异性主要表现在 3 个方面。

1. *美感具有时代的差异性*　由于社会背景、历史文化、宗教信仰、政治等各方面因素的不同，就使美感在不同时代也具有不同的标准。首先从唐代和宋代两个朝代对美女的要求来看，唐代以胖为美，宋代以瘦为美。一种说法是唐代因为政治稳定，经济繁荣，物质生活水平也较高,在这种社会环境下唐代女性大都不会去为衣食等生活琐事担忧,胖就成了一种普遍的现象。所以唐代以胖为美就成为了主流,宋代与之相比国力较弱,生活水平相对较低,文人占主导,瘦也就成为宋代的主流。第二种说法,在古代生产力低下,生活水平低,大部分人都是瘦的,物以稀为贵,到了唐代生活水平高了,因此胖就成为美的。还有一个原因,受到对外开放和时装潮流的影响,唐代对外贸易发达,规模较大,丝绸之路开通,受到阿拉伯国家和印度的影响。西域国家的人高大,身材相对也会胖一些,西域地区的衣服也在唐代盛行,那些衣服胸口较低,太瘦的女生穿出来肯定没有美感。所以唐代胖的是美的,唐代的大美女以杨玉环为代表。宋代美女有李师师。再从唐代与宋代的书法对比中看美感的这一差异性。唐代的代表字体是颜真卿书法"颜体",宋代的代表字体是徽宗赵佶"瘦金书"。颜真卿是中唐时期的书法创新代表人,他的楷书端庄雄伟,气势开张,行书苍劲舒和,神采飞动,挺然奇伟。瘦金体,用笔瘦劲、挺拔、舒展、遒丽,横划收笔带钩,竖下收笔带点,撇如匕首,捺如切刀,竖钩细长而内敛,连笔飞动而干脆,而且这种瘦劲至极的字,精神外露,不易遮丑,没有很强的笔力是难以把握的。再加上宋徽宗偏于清劲的审美趣味,最终完成了瘦金体这种与其画风十分融洽的书体风貌。颜真卿的代表作是《多宝塔碑》,宋徽宗的代表作是《宣和诗卷》。

2. *美感具有民族的差异性*　每个民族的生活水平、经济条件、生活习惯、宗教信仰都不相同,这也就影响着不同民族对美感的认识。我国有56个民族,每个民族都有自己的特点,从服装上讲阿昌族女子穿筒裙,以青布包头;未婚者穿长裤,盘辫簪花。男子着黑衣裤,背通帕(挂袋)、阿昌刀。阿昌刀属长刀类,为滇缅边境各民族所喜爱。白族女子穿白上衣、蓝裤、黑紫丝绒背心,扎绣花围腰,用花布包头、银首饰,着百节鞋(翘头绣花鞋)。男子为白衣裤、黑背心、白或蓝布包头,绣花挂包;高寒地区常穿羊皮披肩。布朗族女子穿黑色或红绿纹相间的筒裙,扎大包头。男穿无领上衣、黑色宽大长裤,黑或白布包头。侗族女子为无袖上衣、宽脚裤或百褶筒裙,佩戴银饰。男子为无领短衣、筒裤、侗帕(大头帕)。多用自纺自织自染的侗布,喜青、紫、白、蓝色。赫哲族习惯以鱼、兽皮制衣,冬季穿套裤,传统穿袍。女袍类似旗袍,采用镶绲工艺,并缀贝、币或铜铃;男袍为右大襟、前开衩。此外,女子穿绣花鞋或皮靴,男子穿靰鞡。靰鞡为布勒、皮帮底的纳褶防寒靴,内絮乌拉草。这些民族都是由于长期生活在不同的环境,有着不同的信仰,所以除了注重衣服的实用性,在美观上也是大不一样。他们对美的看法也是各不相同的。南北方在饮食的美上也有很大的差异。大多北方人认为面食是美味的,北方人喜欢吃馒头、水饺、面条等,而南方人多数都是吃米饭、煲汤。这也是与南北方气候差异有关系的,北方干燥,南方潮湿;植物生长的环境不同,北方多小麦,南方多水稻;人们喜欢吃的食物也不相同。不同的民族、不同的地域美感也是具有差异性的。

3. *美感具有阶级差异性*　在不同的阶级里,人们的生活水平、生活方式、喜好与交友范围都是不尽相同的。例如对于普通的工人阶级来说,他们除了上班很少有太多的时间去学习或者看一些高深的书籍,他们也许只会对一些娱乐或者电视剧有兴趣,认为那是他们能看懂的,是美的。对于农民阶级,他们平时大部分时间都在田间忙农事,他们也很少有人会去关心国家或者国际上的政治、经济大事。在农民的眼里农田里开出的花、产出来的粮食就是最美的,他们不会要求自己有多富有,不会要求自己锦衣玉食,只是要求风调雨顺,自己的庄稼不会遭到害虫的袭击,希望庄稼丰收。对于学生,学习对他们来说是重要的,他们将自己应该掌握的知识都记住了,他们就是美的,他们有自己的偶像,有自己崇拜的人,这都是跟年龄,还有学生的社会阅历相联系的。对于作家和演员,他们体验生活,关注社会的各个阶层,这样才能很好地让自己的作品贴近生活，接近现实，所以在他们看来自己的作品能得到读者或者观众的认可就是最好的。在商人眼里自己手中的商品能得到消费者的喜爱，能让消费者心甘情愿地掏钱这也是美的。再如，抗日战争时期，我军认为打倒日本就是美的。一个人的情绪、身处的环境也会影响他对美感的理解。悲伤时或许认为黑的、灰的暗色是美的，低沉的音乐是美的。如果高兴就会认为亮色调或者明快的曲调是美的。鼓舞士气时认为那些悲壮的音乐是美的，安抚情绪时柔和的曲调就更加适合了。不同阶级美的理解也不相同，在音乐中、在绘画中美感都是带有一点阶级性的。

第三节 医学美感

一、医学美感的内涵

（一）美感的内涵

美感是人们对于美的感觉和体验，它随着人类社会历史的演变和社会生活的丰富而不断变得复杂和丰富。最早，人类在长期的生产劳动中，不仅得到了物质的满足，而且在心理上和精神上，也体会到了创造的快乐，这就是人类最初的、朦胧的审美意识。随着社会实践的发展，生产力水平不断提高，人类征服自然、改造自然的能力逐渐强大，人类对于客观现象的主观能动性日益增强，人类获得了满足感和愉快感，这才是真正的美感。美感既复杂又微妙。它既是心理活动，又伴随着机体的生理反应；既是当前的感性心理状态，又有历史积淀的理性内涵；既包括对审美对象的感知，同时又调动审美主体想象、情感、思维等多种因素参与。它不仅涉及主体与客体、主观与客观的辩证关系，而且与生理机制、心理结构、文化素养和社会经历都有内在联系。

美感又有广义与狭义之分。狭义的美感是指人的审美感受，即审美主体与审美客体构成审美关系时，审美主体所产生的综合的心理生理反应，包含着对审美客体的认知活动、情感活动和意义活动的复杂心理过程。侧重于共时性，它是美感形成的基础，也是审美意识的核心。广义的美感是指人类的审美意识，它是在审美感受的基础上，不断积累、丰富和提炼审美经验，逐步形成层次、较稳定的审美观念，其侧重于历时性，是人们在长期社会实践中逐渐形成并不断发展的审美心理和审美观念，包括了审美感受、审美能力、审美理想、审美修养和审美趣味等。

（二）审美的含义

审美是人的天性，审美是人的独特的意识活动，也是人类高度发展的标志之一。由于审美是人类的独特意识活动，于是人便成为审美的主题，而一切与审美主体发生联系的，具有审美特征的物质和现象便成为审美的客体，审美主体与审美客体的互动、交错与影响，使审美活动变得丰富多彩，而人们也通过审美活动获得审美的愉悦。因此，审美是指主体对客观事物的能动反映，是人们在社会实践中逐步形成和积累起来的审美的情感、认识和能力的总和，它是人类区别于动物的重要特征之一。“审美”这个概念，并不是由动词“审”和名词“美”的简单组合。“美”只是审美的一个特殊部分，与之并列同样从属于审美的还有崇高、典雅、苍古、简劲、朴拙、真实等。审美的意义也绝不是单纯审视“美”。“审美”的现代意义，应是指一切形态的鉴赏活动，包括审美现象中一切范畴所表述的内容和意义。

(三)美感与快感

美感最显著的特点就是它能给获得美感经验的人以极大的快感。快感就是人的整个心灵与身体都具有巨大快适感,既指肉体感官上的舒适感,也指精神上的愉悦感和自由感。关于"快感"这个词语,有人认为其仅仅是指肉体感官的舒适感,不包括精神上的愉悦感和自由感,把精神上的愉悦感和自由感排斥在快感之外,这种观点把"快感"做了庸俗化的理解。人类与动物都有快感的体验,但动物只有生理快感,人类除了具有生理快感之外,还有建立在社会实践和社会生活基础上的心理快感和社会快感,这种心理快感和社会快感统称为精神快感。审美快感属于人类的精神快感,它与生理快感有着根本的区别。

由于美感总是与人耳目等感官及人的内在情感等联系在一起,所以人们很容易把美感与由感官的满足所产生的生理快感混同起来。在美学史上,关于审美快感与生理快感的关系有许多的争论,主要的观点有3种。

第一种观点,认为审美快感与生理快感没有本质的区别。这种观点主要是从生物本能,即直接从人的生物性需要出发探讨审美发生的根据,认为审美活动是人的本能使然。达尔文是持这种观点的代表之一。达尔文认为人和动物都有美感,只是动物的美感和人的美感在程度上有一定区别。达尔文认为,人是从动物进化而来,人的许多特性,其中包括爱美的天性,也是动物所具有的。他说:"当我们看到一只雄鸟在雌鸟面前展示它的色相俱美的羽毛而唯恐有所遗漏的时候,而同时,在不具备这些色相的其他鸟类便不进行这一类表演,我们实在无法怀疑,这一雌鸟对雄鸟的美好是有所心领神会的……如果雌鸟全无鉴赏能力,无从领悟雄鸟的美色、盛装、清音、雅曲,则后者在展示或表演中所花费的实际劳动力与情绪上的紧张岂不成为无的放矢,尽付东流?而这是无论如何难于承认的。"他还说:"各种蜂鸟的巢,各种凉棚鸟的闲游小径都用各种颜色的物品点缀得花花绿绿,颇为雅致;而这也说明它们这样做绝不是徒然的,而是从观览之中可以得到一些快感的。"由此他得出结论:"人和许多低于人的动物对同样的一些颜色、同样美妙的一些描影和形态、同样的一些声音,都同样地有愉快的感觉,而这种感觉应该不算不合理的被称为美感。"不过,达尔文认为动物的美感与人的美感虽然在本质上相同,但是在程度上是有区别的。达尔文认为动物的所谓"美感"及对美的追求和欣赏,只限于"对某种颜色、形态、声音或简称为色、相、声,所提供的愉快的感觉",只限于对异性的追求和受异性特征的吸引,它们对于"夜间天宇澄清之美、山水风景之美、典雅的音乐之美"是没有能力欣赏的。只有人才能具有这种高度审美感受能力,因为这种审美感受的能力需要通过文化的熏陶,与种种复杂的意识与思想紧密地联系在一起才能获得。

第二种观点,认为审美不是快感,与生理快感没有任何关联。德国著名哲学家康德在他的美学著作《判断力批判》中论述了这种观点。康德认为美感不是快感,快感是感官的快适,它直接发生于客体对象存在给予感官感觉的满足,并激起一种趋向这个对象的欲求,对象对于感官是有利害关系的。而美感则不同,它虽然是一种经验,却不关涉对象的存在,只关涉对象的形式与快感或不快感的功能的联系;美感是静观形式而来的、无利害的情感经验。

第三种观点,认为审美快感以生理快感为基础,又超越于生理快感之上,相当多的人接受这种观点,书本也赞同这种观点。古希腊的亚里士多德在其《伦理学》一书中对美感有十分精辟的概括,他把美感看作是一种经验。①是一种在观看和倾听中获得的极其愉快的经验。这种愉快是如此的强烈,以至于使人忘记一切忧虑,专注于眼前对象。②这种经验可以使意志中断,不起作用,人似乎觉得自己像是在海妖的美色中陶醉了。③这种经验有种种不同的强烈度及其他过于强烈或过量，也不会使人感到厌烦（其他的过多时，人会厌烦）。④这种愉快的经验是人独有的。虽然其他生物也有自己的快乐，但那些快乐是来自于气味的嗅觉或味觉。而人的审美快乐则是源自于视觉和听觉感受到的和谐。⑤虽然这种经验源自于感官，但又不能归因于感官的敏锐。动物的感官也许比人敏锐得多，但动物并不具有这种经验。⑥这种愉悦直接来自于对象的感觉本身，而不是来自它引起的联想。

亚里士多德指出了生理快感与审美快感的联系与区别，为我们把握两者的关系提供了基础。首先美感虽然不是生理的快感，却是由动物的生理快感进化而来的，需要有生理条件的参与。美感不能离开审美主体的耳膜、日活动，大脑的记忆及其他的意识功能而产生，感官的健全是美感产生的生理条件。比如要感受色彩的美，就需要有能感知色彩的眼睛，色盲是无法感受到色彩的美的。而要感知声音的美，就需要有能聆听声音的耳朵，一个聋人听不到声音，自然也无法去体验音乐的美。其次，美感虽然以身体快感为基础，但是美感又不同于快感。生理快感是人与动物共有的心理反应，是一种单纯的感官需要的满足。生理快感是沉湎于肉体之中，局限于感官之内的快感，是生理欲求得到满足后所产生的快适。这种快适，来自对象直接刺激肉体感官所给予的个体生理需求的满足。是对象存在与主体生理欲求的利害关系的反映，它总是和人体生理需求、本能需要联系在一起，带有明显的、直接的、狭窄的个人功利性。

鲍桑葵认为，美感是由感受力或表象里所产生的一种快感，而不同于官能那种短暂的或由预期的刺激所产生的快感。审美快感来自审美主体内心的精神愉悦。它直接把注意引向外在的事物，把直接的、狭义的功利性抛在一边，而在精神世界里自由自在地遨游飞翔，这是一种精神对肉体感官的直接需要的超越。它搁置对象存在于个体生理欲求的直接利害关系，只涉及对象形式与主体心理功能相对应的情感关系，摆脱了个人感官欲求、利害算计而凭借多种心理功能的协调活动来满足精神自由的需要。

（四）医学美感

医学美感产生于满足医学审美需要的医学实践，医学对美的追求源远流长，早在中国的春秋前后和西方的古希腊时期就已有之。诸如“太极图”所反映的阴阳平衡和谐思想、“取类比象”的形象诊断思维、宋代王惟一的针灸铜人形式美等，古希腊的毕达哥拉斯学派将“黄金分割律”用于认识人体美，解剖学家、画家达·芬奇的揭示人体各部分的“神圣的比例”，都无不体现了医学对美的竭诚追求。

医学美感属于医学审美心理学研究的范畴，这一概念首先在我国学者彭庆星和邱琳枝1988年合著出版的《医学美学》一书获得明确的定义，并逐渐成为医学审美心理学的核心概念之一。与美感的概念相一致，医学美感也有广义和狭义的理解。狭义的医学美感是指医学主体在医学实践活动中产生的精神上的愉悦与满足，是由医学审美对象引起的审美主体的一种特殊的心理状态。广义的医学美感又可称为医学审美意识，是指医学审美主体反映美的各种审美意识形式，包括医学审美感受，以及在医学审美感受基础形成的医学审美观念、医学审美理想、医学审美趣味和医学审美标准等。本文只在狭义的意义上去探讨医学美感。

二、医学美感的产生与发展

（一）医学美感的产生

在美学发展的历史上，美学家们进行了各种各样的解释。人类学家马林诺夫斯基说：“人是一个制造工具、使用工具的动物；一个在团体中能够传达交通的社员；一个传统绵延的保证者;一个充分合作团体中的劳作单位;一个留恋着过去和希望着将来的怪物;最后,靠着分工合作和预先准备所获得的闲暇的机会,他又享受着色、形、声等所造成的美感。”美感作为人类特有的一种心理、意识反应形式,从根本的意义上讲,是劳动这种人类独特的生存方式的真正产物。

1. *劳动生存方式造就美感的生理条件* 劳动使人逐渐获得人的五官感觉,即造就了美感的生理学基础。人类是由动物进化而来的,美感的产生和发展是一种由低级向高级发展的生命活动过程,这些过程是人类进化的根本标志。

人类通过劳动自己生产他们所必需的生活资料,劳动首先是人和自然之间的过程,是人以自身的活动来引起、调整和控制人与自然之间的物质变换的过程,人自身作为一种自然力与自然物质相对立。为了在对自身生活有用的形式上占有自然物质,人就使他身上的自然力——臂和腿、头和手运动起来。当他通过这种运动作用于他身外的自然并改变自然时,也就同时改变了他自身的自然。使他自身在自然中沉睡着的潜力发挥出来,并且使这种力的活动受他自己的控制。劳动产生了工具,当原始人制造工具时,就必须注意它们的功能和形态,并把它们联结起来,如能穿刺的尖形、能滚动的圆形等,在对事物的功能、形态的把握中,透过形式看到它的价值意义,这就使人的感官更加复杂。通过劳动,各种器官组织系统和性状都沿着有助于增强美感升华的方向发展,力避种种阻抑美感升华的器官组织和性状的发展,并力求使之退化和消亡,人的动物性的身体逐渐向人的身体发展,从而使人类的动物性器官形成审美的器官,使人具备有音乐感的耳朵、能接受形式美的眼睛等五官的感觉,即动物感官的人化,为美感的产生和美感的发展造就了生理的条件。

2. *劳动的生存方式产生了审美的需要* 劳动生存方式是形成美感的心理基础,或者说,劳动生存方式催生出人的审美需要。爱美是人正常的社会心理需求,人类为了生存和发展,要满足自己各种各样的需要,其中包括审美的需要。人类的审美活动同样是以人的内在的审美需要为根据的。心理学家和社会学家马斯洛认为,审美需要的冲动在每种文化、每个时代都会出现,这种现象甚至可以追溯到原始的穴居时代。探讨人类审美发生的根源,最基本的是解决人类审美需要的产生问题。人的需要与人的本性是紧密相连的,也就是说,人的需要产生于人的本性。人的本性复杂多样,概括地说,人的本性包括自然的、社会的和精神的3个层次,人的需要也包括自然的需要、社会的需要和精神的需要。人的自我实现需要是最高层次。这是一种想要变得越来越像人的本来样子、实现人的全部潜力的欲望,它包括个人责任、意志自由、探求真理及审美的需要。

马克思主义经典作家曾经把人的需要分为生存需要、享受需要和发展需要3个层次。其中生存需要是作为生物的人存在的必要前提;享受需要是在劳动使基本的生存需要得到满足的基础上产生的一种需要;发展需要则是最高层次的需要,这种需要表现为人的一种精神追求,即表现自己的生命意志感、人生价值感的需要,包括审美的需要。人的这3种需要之间,具有一种历史的递进关系。人的审美需要作为一种精神需要,是由人类不像其他动物那样仅仅依靠本能来生存,人依靠劳动不仅满足了生存需要,而且在满足生存需要的基础上产生出了享受和发展的需要。因此,审美需要只能是劳动这种生存方式的必然产物,仅仅依靠本能来生存的动物不可能有审美的需要。因此,美感是劳动生存方式的真正产物。

3. *劳动生存方式创造了美感的社会文化基础* 劳动生存方式与自然本能的生存方式不同,劳动是天然地要求合作的活动,生产关系总合起来就构成所谓社会关系,构成所谓社会,并且是构成一个处于一定历史发展阶段上的社会，具有独特特征的社会。社会是指人们在一定的物质资料生产活动的基础上形成的相互联系的有机体，是历史上形成的人们相互交往、共同活动的关系和形式的总和，它包括一定时间、空间范围内的生产力、生产关系、经济基础和上层建筑及人的各种关系、各种活动形式的有机整合。社会不是由个人构成，而是表示这些个人彼此发生的那些联系和关系的总和。在劳动生存方式中形成的社会组织的发展产生整个社会文化，包括宗教、哲学、道德、政治、自然科学等，早先这些文化是混沌地合在一起的，随着社会的发展才逐步分化出文化的各个分支，这些社会意识形式的分支所构成的社会文化总体是美感产生和发展的社会文化基础。

4. 医学美感产生的一般心理过程　美感的产生过程分为 3 个阶段：准备阶段、实现阶段和成果阶段。准备阶段审美主体要有端正的审美态度（审美立场），并投入一定的审美注意。在医学审美中，无论是医方审美主体，还是患方审美主体，医学审美态度需要强调客观公正，以一种较为平和的态度去面对审美客体，不能做到这一点，则会严重影响美感的正确判断。

医学审美注意是指审美主体面对审美客体时将感情注意力集中到审美客体上，即将各种心理因素倾注到对象形式本身，从而充分感受形式及形式背后的内容。医学审美注意所倾注的是对象的形式结构，其要素主要包括：形状结构（如患者身体的形状结构、患者疾病治疗后的功能恢复形态，医学建筑的形状、医疗器材的设计形状等）、色彩（如患者组织器官功能恢复前后的肤色、神色、音色、病房的环境色彩、医护人员的装束色彩等）、尺寸大小和比例（如患者各器官的正常大小和比例、医用建筑物及医用设备器材的尺寸大小和比例等）、声音特性（如患者相应疾病治疗后的声音恢复情况、医护人员与患者交流时的语调高低、医院噪声高低等）。和谐、节奏、平衡、统一的形式美规律都在这些因素中得到体现。审美态度经过审美注意进入审美经验，标志着审美进入了实现阶段。美感的实现必须有审美感知、理解、想象及情感等心理功能的和谐参与方能实现，医学美感的实现也必须有医学审美主体的感知、想象、理解和情感的和谐参与才能获得。

医学审美主体用眼睛直观感知对象时，同样也遵循一般视知觉规律，这一点与其他审美没有什么不同，也正因如此，才可将其他领域适用的视错觉一类的原理，应用到临床治疗（如利用视错觉原理，使真实尺寸的义齿看起来显得大或显得小）。医学审美理解需对前面所述的医学审美活动的特殊性（包括审美主题、审美个体的特殊性）和复杂性有正确的认识和把握，这一要求体现了医学审美的特殊性。

感知作为审美的出发点，理解作为审美认识性的因素，其中介、载体或展示形态，则是想象。医学审美中的想象具有其自身的特点。以发生的时间特点来分，可将医学审美中的想象分为动态想象和静态想象。动态想象是指患者在医学美创造前及过程中所发生的对未来医学美感的想象。这种想象具有期待性的特点，在期待中，想象容易伴随焦虑的心情。对于这样一类患者，要以一种平静的心情与医护人员合作，共同去创造医学美。也有部分患者，其动态想象存在一种向往心理，往往将术后的美感想象得很理想，这种想象也会危及术后对医学美感的正确评价。想象得越理想，对结果的评价就越苛刻，引发医疗纷争的可能性就越大。对于这类患者，医护人员同样需要做正确的引导。静态想象是指对现已存在的患者的自身美感效果的想象。当整个医疗行为（技术使用或药物使用）结束后，患者便以一种新的“形式”（形体外观）和精神状态呈现于社会。面对着自身原先一直期待而现已明确了的新形象，患者依然会展开想象。这种想象既包括将现有的新形象与治疗前的旧形象进行回忆对比，也包括与原先期待的形象进行想象比较，甚至包括横向与他人（如电影明星、完全健康人）的形象进行想象比较。医护人员应引导患者避免做后两种的想象性比较，这两种想象性比较缺乏公正性和合理性，常常容易使患者产生悲观失望的情绪，并引发患者的非理性诉求。引导患者做疗前、疗后医学美感的比较是合情合理，医护人员能够做到而且应该做到的是，对患者有疾病的机体经过治疗后取得的健康纵向加以强调。医学美感评价主要是建立在纵向比较意义之上的在静态想象中，特别应该注意提防求医者可能存在的诸如躯体异形心理障碍的患者，想象自身形体外表存在着实际上又并不存在的缺陷，或将轻度的缺陷自我夸大，由此产生心理痛苦，若不辅以相应的心理治疗和（或）药物治疗，单凭美容手术，其疗效是难以令患者满意的，表现为患者对疗后医学美感的苛求和否定。

渗透在美感实现阶段中的还有审美情感的因素。没有感情的介入，美感也不可能实现。医学美感的产生只有审美主体倾入情感，才能使开始的审美注意变得有意义，并使美感的产生进程不会因为审美主体的偏见而中止，或导致医学美感做出无价值的判断。但不同群体（医护人员群体、患者群体）及不同个体，在以审美主体身份出现时，由于各自所投入的情感的偏向性和强烈程度不同，对医学美感评价的偏向性也往往不同，这种情形应引起医护人员的足够关注。

总之，医学审美主体在医学审美过程中，医学美感（审美愉快）是在多种心理功能（理解、感知、想象、情感等）协同作用下实现的。其中任何一种心理功能的改变，都将会影响医学美感产生的结果。美感的获得是在过往审美经验的参与下实现的，而每次美感的获得又会使审美经验得到积累，并由此促进审美观念、审美趣味及审美理想的产生，这也就是所谓美感进入了成果阶段。当然，除了审美经验以外，个人的生活环境、经历、兴趣爱好、文化修养、个性倾向及先天气质、潜能等，也对审美观念、审美趣味和审美理想的形成有重要的影响。医学美感同样具有普通美感的这些特征。由此可见，作为医学生及临床医护人员，要树立自身健康良好的审美观念、审美趣味和审美理想，必须不断地提高自身的综合修养。

（二）医学美感的发展

医学美感的形成与发展是和医学实践活动的形成与发展相一致的，医学美感产生与医学实践活动经历了自发与自觉两个发展阶段。

在人类早期的医学实践活动中，美感因素就混沌地包含在医学思想观念之中，以自发的形式存在于医学认识和医学实践的活动过程。被誉为西方医学之父的古希腊名医希波克拉底曾经留下一句至理名言："医学的艺术乃是一切艺术之中最为卓越的艺术。"几千年来，这一名言是西方医务人员从事医学活动的指导原则之一。在我国，以中国传统文化的生命整体观为基础的中医理论与实践更是天然地包含着医学美感的思想。中医倡导"阴阳平衡""五行相生相克"的观念就有深刻的美学内涵。可以说，在人类医学实践活动中始终蕴含着维护、修复和塑造人体健美的审美意识、方法和标准等知识，但是这种医学美感是自发的、零散的，缺乏实践与理论的自觉。

医学美感在理论和实践上的自觉是社会发展需要和医学自身发展规律共同作用的结果。实践是满足人需要的根本方式，对人性的认识制约着我们对人的需要的认识，从而影响着人的需要的满足方式与满足程度。从社会发展的方面来说，20 世纪在整个人类社会发展历史上是一个具有里程碑意义的世纪，因为科学技术的快速发展，社会生产力水平得到了整体的提高，在人类社会的发展史上，大部分人第一次解决了吃饱穿暖的问题，开始由保有生命进入到提高生命质量的新阶段。对于在生命保有过程中担负着重要使命的医学，人们也提出了新的需要：医学审美的需要。因此，医学不仅要保全人的性命，使人们免于疾病、残障，而且还要满足人们审美的心理需要，美容医学正是为了适应这样的一种新的社会需求而产生的医学分支科学和技术。从医学自身发展的规律来看，20 世纪 70 年代，西方学者开始提出医学模式的转变问题。在近代医学发展的过程中，人们把医学看作是纯粹的自然科学，只是研究人的生物属性，形成了生物医学模式。在医学生物模式下，它以认识、治疗、预防人的身心疾病为手段，以恢复、保持和增强人的身心健康，保证人的生命的生存是医学的神圣使命。但是人的生物属性、社会属性和精神属性对于个人来说并不是孤立存在，人性是个整体，人的生物属性决定医学的自然科学性质，人的社会属性决定医学的社会科学性质，人的精神属性决定医学的人文科学性质，医学以自然科学为基础，又具有人文科学和社会科学的性质。人具有生物、心理、社会的属性，生命之真、生命之善和生命之美应该成为医学整体关注的对象。在医学理论的建立与医学技术实施的过程中，在保证生命生存的基础上尽可能满足人的审美需求。社会需要和医学实践的发展使得人们开始去关注医学领域的审美问题，与人相应，医学美感的专门研究也伴随着医学美学和美容医学整体学科的兴起和发展而受到学者和医务工作者的关注。医学审美心理学的诞生则是医学美感理论自觉的标志。

三、医学美感的主要特征

医学美感是医学审美主体以防病、治病，增进身心健康，延年益寿，提高生命质量为目的(即医学目的或健康目的)的一种特殊的美感过程。与一般的审美活动相比既有共同的规律，又有不同的特点，主要表现在以下 3 个方面。

(一)医学美感以理性认识为主导

医学理论的研究和应用(如人的健康和疾病规律的研究)、药物和医疗器材及医学相关的法律法规等诸多领域的研究和应用，所有这些实践活动都直接或间接地围绕保障和促进人的身心健康及提高人的生命质量这一最终目的而展开，它需要科学实事求是的态度，医学审美必须遵循医学规律的特殊要求。在医学审美中，无论是医学审美主体，还是患方审美主体，医学审美态度需要强调客观公正，以一种较为平和的态度去面对审美客体，不能做到这一点，则会严重影响美感的正常判断。医学实践活动直接指向人的身心健康，尤其是机体的健康，医学美感的产生首先取决于医学活动是否能保障机体的健全与功能的实现，因此，审美不能忽视对象是否满足功利的要求，例如治疗是否促进了患者机体功能和健康的恢复、医学建筑是否满足功利的要求、器材设备的尺寸和外形设计是否人性化、药物是否存在严重不良反应等。医学审美只有在充分考虑医学功利之后，对形式外观的审美才能显出它的意义。

(二)医学美感以“生命活力美”为核心

医学美感是医学实践和医学理论整体发展基础上产生的人类审美感受，医学审美对象的范围包括医疗活动所涉及的一切对象，如医疗技术设备、医院建筑与医疗环境、患者自身等，但是医学审美感受的主要对象是医学人体美。区别于日常的现实人体美和艺术的理想人体美，医学人体美的对象是现实的、活生生的、健康的人体，健康是医学人体美的前提条件和基础，它的评价以人体解剖学、人体测量学、体质人类学等为基础，“健康”是个概括性的概念，健康的表征是人的生命活力的状态。由于人的生命的内容与形式不同于其他生命的内容与形式，审美主体对这样的审美客体进行审美判断时，不是局限于对他们形体外观的直观的美感判断，面对一个病入膏肓的人，无论他或她的外形特征如何符合比例，都不可能产生审美意义上的医学美感，机体功能是否健全、身心健康有无恢复或促进等方面的条件是医学美感产生的基础。

医学人体美的核心是力求从生物、心理、社会状态等多角度和全方位来维护机体的和谐和统一，从而使每一个生命个体成为“和谐统一的机体”，使一个地区、一个民族、一个国家，乃至全人类的生命群体成为“和谐统一的整体”。在此基础上，彭庆星教授首先提出了“生命活力美感”这个概念，他认为，生命是人体美的载体，形态结构完整、生理功能健全是构成人体美的两个基本因素，生命有活力才能赋予人体真正的美感，生命活力美感是医学人体美追求的核心。因此，医学美感实质上是一种生命美感，是生命在生理、心理、社会上的自由感，“生命活力感”是生命自由感的集中表现。

(三)医学审美主体的审美沟通对医学美感的发展具有重要作用

在医学实践活动中，医务工作者和患者都是审美主体，医务工作者与患者之间适当的审美沟通是作为整个美容医学实践活动的一个重要环节。美容医学实践是求美者和美容医师以求美者的身体和身体的某一个部分作为审美客体，经过审美评价，对审美客体进行再塑造，以获得求美者所期待的效果的过程。在这个过程中，美容医师必须重视与求美者之间的审美沟通，以避免美容手术纠纷，提高美容手术的成功率。

医学美容实践的审美沟通在两个环节的作用最突出：一是美容手术方案的设计过程。方案的确立过程实际上就是美容医师与求美者审美沟通的过程。在这个过程中，美容医师和求美者就美容手术的审美效果，最终确定手术的详细方案。二是在美容手术的评价过程中审美沟通起着画龙点睛的作用。美容手术结束后，美容医师、求美者、社会特定群体(与求美者相关的人群)都会对手术的审美效果进行评价。第一次评价在美容医师和求美者之间进行，第二次评价在求美者和与求美者相关的特定群体(例如求美者的同事、亲友)之间进行。美容医师和求美者的审美沟通是一个关键性的环节，因为这次沟通会直接影响到求美者和特定社会群体的沟通。医患之间这种审美沟通的反复进行，可以促进医学美感的发展。

四、医学美感的作用

医学美感的作用产生于医学实践活动，是医学实践发展到一定阶段的产物，它一经实现理论上的自觉，对医学实践具有能动的反作用，良好的医学美感对医学实践活动具有非常重要的意义。

(一)医学美感可以促进医学模式的转变

医学模式是医学发展中一个非常重要的概念，它是指人们用什么观点和方法研究和处理健康和疾病的问题，是对健康疾病的总看法，它直接影响着人们对生命、生理、病理、预防、治疗等问题的基本观点，倡导人们的医疗实践活动。医学模式也可以称之为“医学观”。医学美感在当代社会是医学模式从生物医学模式向生物-心理-社会医学模式转变的产物，但它一旦形成又反过来进一步促进医学模式转变的实现。

在20世纪70年代，西方学者根据社会发展和医学发展的状况提出了医学模式的转变问题。如前所述，近代医学时期占据绝对统治地位的医学模式是生物医学模式。生物医学模式有两个重要特点：一是立足于科学实验的基础之上，二是立足于生物科学成就之上。生物医学模式是人类在生物科学领域取得巨大进步的产物，从16世纪开始，由于解剖学、生理学、组织学、胚胎学、病理学、生物化学、药理学、微生物学、免疫学、遗传学、药理学、病原微生物学等都得到了迅速的发展，许多医学上的难题逐渐被解决。人们直接认识到生物科学对医学的重要意义，并利用“生物医学”这一术语，以表达医学与生物科学之间的紧密关系。而这种研究医学的方法和形式也相应被称之为“生物医学模式”。生物医学模式立足于生物科学基础之上，认为每种疾病都必须并且可以在器官、细胞或生物大分子上找到可以测量的形态，或化学改变都可以确定出生物或理化的特定原因，都应该能够找到相应的治疗手段。这实际上是把人只看成生物上的人，但是人不仅具有生物属性，还有心理属性和社会属性。人的生物属性、心理属性和社会属性在个体生命活动中是以整体的方式相互依存，因此，人的生命活动不仅与人的血肉之躯相联系，而且还与人的心理活动、社会状态有联系。

随着心理学、社会学及整个社会的进步，生物-心理-社会医学模式被提出来。生物-心理-社会医学模式最基本的观点是：把人看作是具有生物属性、心理属性和社会属性的系统存在，医疗实践活动不仅要满足人的生理需要，而且要满足人的心理需要和社会需要，包括审美的需要。医学美学和美容医学就是为了满足人们的审美需要而发展起来的一门新兴的医学整体学科，这一整体学科的发展加速了对医学美感的研究进程，培养出一大批重视医学美问题的医学专家和医务人员。这些接受了医学美感思想的医务人员在医学实践中自觉地融入审美的元素，从而有效地促进生物-心理-社会医学模式在理论层面和实践层面的转变。

（二）医学美感有利于审美医学环境的形成

美感一经产生就具有调节功能，主要包括两个方面：审美主体自身的调节活动和审美主体与审美客体之间的调节活动。在审美活动中，人与自身、人与自然、人与社会，会出现许多失衡、失谐、失调等心理状态。审美的调节就是通过一定的审美诱导、宣泄、转移等心理过程，调节审美主体与客体的关系，使之趋于缓和、和谐、平衡。随着现代文明的发展，环境美成为人们社会生活的普遍要求。医疗环境就是指对医疗场所的内部环境和外部环境所产生的心理、生理及社会意识的总和。现代医学把环境列为具有治疗意义的重要因素。审美医学环境包括医疗卫生单位的自然地理、环境状况、人际关系、建筑设备等，其中人际关系居于核心地位。一个良好的审美医学环境，特别是和谐的人际关系环境可以使人舒适快慰、心旷神怡、心悦诚服，增进身心健康。然而在现实生活中医学审美环境并不尽如人意，因此，不仅要创造和维护有利于人的身心健康的医学审美环境，而且还要在此基础上能动地改善和提高医学审美环境，使医学审美环境能真正地起到增强人类医学美感素质和人类身心健康的作用。医学美感的发展要求在医疗环境的建设中加入审美的元素，从审美的视角来设置医院的环境，因为与一般环境的审美建设相比，审美医学环境建设对于治疗疾病及促进健康具有更为直接的意义，审美医学环境建设的任务由此提出。

1988 年，我国学者邱琳枝、彭庆星主编的《医学美学》专著中，曾经系统地提出医院审美环境建设的理论，认为可将审美医学环境划分为生理（生化）学、心理（伦理）学和社会（表现自身）学 3 种类别（也称 3 个层次）。审美医学环境的建设主要从两个层面来着手：第一是心理学审美环境的建设。在医学技术实施的具体环境中，首先要为就医者创造一种视觉上赏心悦目、听觉上动听悦耳、嗅觉上具备植物芳香气息的舒适环境，这是建设审美环境所需要的基本条件。医务工作者必须加强审美素养，在医院建筑的室内装饰色彩、采光的科学化加以考虑，放置一些季节性的鲜花，选择一些轻松的音乐。在医务人员的职业形象上加强塑造，态度上和蔼可亲，彬彬有礼，讲究职业道德。第二是社会审美环境的建设。充分体现以人为本的理念，为医疗实施营造优良的环境，使就医者获得美的享受和熏陶，使医务人员不忘自己的使命。

(三)医学美感是提高医护人员综合素质的催化剂

人的素质可以简单地分为人文素质和科学技术素质,提高医护人员的综合素质是现代医学发展的要求。医护人员在高中许多学习理科,又经过系统的医学专业知识与技能的训练和学习,科学技术素质比较高。但是在我国现有的医学生理课程中,医学人文课程的开设尚未规范,在医学领域,生物医学模式的影响又很深,许多医护人员在人文素质方面比较欠缺。一般来说,人的知识通过内化形成主体的素质,人的素质经由实践外显为主体能力。人的能力的大小与人的素质高低关系甚为密切。过去,我们对综合素质的理解往往是片面的,更多的是强调业务素质、政治素质,而不注重医护人员的审美素质的提升,这与现代医学模式的发展要求显然是不相适应的。审美素质是人的素质的重要组成部分,医学美感的形成可以培养医护人员正确、健康的审美观点、审美情趣,提高医护人员欣赏和创造美的能力,在提高医护人员的综合素质中起着催化剂的作用。

(四)医学美感能够提升医学技术的服务质量

医学美感的形成和发展对于提升医学技术的服务质量具有重要的作用。主要体现在 3 个方面:第一,医学美感的形成和发展是医务工作者在医疗技术服务活动中自觉地深入审美要素,提高医学技术的服务质量,尤其是美容医学技术的服务质量。人体美是形成生命美感的重要方面,人们对人体美的要求渗透到各种求医行为中。但是在目前的医学实践中,一生中的大部分人没有足够的审美素养,对求医者的审美的需求不能进行较高水平的审美沟通和审美需要。并融入整个医疗活动的过程,提高医学技术的服务质量。第二,医学美感的形成和发展对医学技术服务结果的评价提出了审美的要求,推动医学服务质量的提升。例如评价手术的成功与否虽然要以科学性为基础,想要确保求医者在机体上的完整和功能上的健全,但是同时也要求在机体完整、功能健全的基础上达到健美的效果,这样自然会提升医学技术的服务质量。第三,医学美感可以激发医护人员的内在潜能,促进医护人员和求医者的审美追求,从而增强医护人员创造美的愿望,激发医护人员内在的审美创造能力,使医护人员不断去探索认识追求鉴别医学实践中的真善美,不断提高医学技术的服务质量。

第四节　医学审美活动

一、医学审美活动的结构

(一)审美活动

审美活动作为人把握世界的特殊方式,是人在感性与理性的统一中,按照“美的规律”来把握现实的一种自由的创造性实践。

(二)审美活动的结构

第一,审美活动以一种审美(艺术)的眼光看待人类的生活与生产劳动。这里面又包括了两层意思:一是在生活与生产劳动过程中,人能够按照“美的规律”来创造。在这一创造过程中,人克服了完全受制于外部自然的被动性,真正实现了合规律性与合目的性的统一。例如,动物(像蜜蜂、蚂蚁、海狸等)为自己构筑巢穴或居所,仅仅是其本能的一种活动,它们世世代代都是一个样子;而人却可以根据自己的需要和对象的特点、规律,为自己建造各式各样功能不同、风格迥异的房子,如四合院、别墅、宫殿、摩天大楼,或圆,或方,或木结构,或钢筋水泥……

其中更可以充分地体现出建造者的趣味和标准，凝聚人的感情。二是人类生活与生产劳动的静态成果，以其美的外在形式、合规律性与合目的性相统一的内容，感性地显现了人的自由自觉的本质，从而使人能够以愉快的心情对这一成果进行审美观照。

第二，由于审美活动已经从物质的生产劳动中独立出来，它所体现的审美价值不是隐藏在实用价值背后，而是已经在人类生活和劳动生产及其成果中占据了主导地位，因此，这时的审美价值将以特殊的形式成为衡量一切生活与生产劳动合理与否的重要尺度。

第三，在审美活动中，对生活与生产劳动过程及其结果的把握，更多是从感性形式方面进行的。换句话说，审美活动从直观感性形式出发，始终不脱离生活与生产劳动过程及其结果的直观表象和情感体验形式。但由于美的合规律性与合目的性的统一，所以审美活动又总是同时伴有一定的理性内容，会在理性层面上引发人们的深入思索。只是与那种一般认识活动不同，审美活动中的理性内容并不以概念为中介，即不是以概念形式出现，而是以情感、想象为中介，以形象为载体。正由于这样，审美活动才得以保持着自由的独立品格。

(三)医学审美

医学审美是指人类在医学理论和实践活动中，逐步形成和发展起来的审美的情感、认识和能力的总和。它是客观存在的具体形象在作为社会主体的人们头脑中的反映，是人们主观上的一种意识和观念。它包括医学审美趣味、医学审美感受、医学审美观念、医学审美能力和医学审美理想等多种内容。

(四)医学审美活动

医学审美活动即医学审美主体对医学美进行鉴赏、评价、辨识进而从事医学审美创造的活动，它同人类其他审美活动一样，是在人们的社会实践中产生的，并随着人们对医学领域的认识、创造的不断深入而发展。

(五)医学审美活动的结构

1. 医学审美需求的复杂性　临床患者的医学审美心理需求，是其心理状态的重要组成部分之一，虽然同是患者，但医学审美的心理需求也并非“千人一态”。由于多种因素的制约和影响，不同职业、不同地位、不同文化素养、不同疾病甚至不同年龄、性别的患者，其医学审美需求也会表现出差异，因此，医学审美需求存在复杂性。

2. 医学审美的特殊性　医学审美的特殊性体现在以下 3 个方面。

(1)医学审美具有高度的神圣感和崇高感。

(2)医学审美必须遵循医学规律的特殊要求。

(3)医学审美具有一定的功利性。

3. 医学审美主体的多元性　医学审美主体，主要指医护人员、就医者、健康人群、第三状态者及医疗环境、医疗设备和医疗行为、医疗操作方面的自然美、社会美和艺术美。上述人员与事物，都是医学审美的对象，故称之为“医学审美主体”。

4. 医学审美客体的社会性　从社会属性看，人是社会关系的总和。作为医学审美客体的患者与社会有着千丝万缕的联系，他们在工作生活中，不可避免地与社会人群中的其他个体发生着强度不同的关系，尤其在交通通讯高度发达的当代社会，人的交往频率不断提高，人更不可能生活于与世隔绝的状态里，成为医学美建构对象的患者，作为医学审美客体展露于社会，使其具有社会性。

5. 医学审美客体与医学审美主体的相兼性　患者作为医学审美客体，同时又具有医学审美主体的身份。例如，患者被实施医疗行为后，必然成为医护人员及相关人士的审美对象，因而不可避免地成为医学审美客体，但同时患者必然也会自己审视自己，此时患者兼具了审美主体的身份，这也是医学审美的特殊性及复杂性的重要原因。

二、医学审美关系

医学审美关系是医学美学理论的一个重要组成部分，是医学审美活动实施的前提和基础。医学审美关系是人的本质力量与美的对象的相互关系，是在实践基础上的能动的反映关系，由主体、客体和实践三大要素构成。

(一)医学审美关系的认识论本质

医学美学所研究的医学审美关系是人与对象的关系，即人（医学审美主体 ）与医学审美对象(医学审美客体)之间的关系。马克思指出："动物只能按照它所属的那个种的尺度和需要来建造，而人却懂得按照任何一个种的尺度来进行生产，并且懂得怎样处处都把内在的尺度运用到对象上去，因此，人也按照美的规律来建造。"这一论述，说明医学审美关系是人的本质力量与美的对象的相互关系。显然，这种关系在本质上是认识关系，而且同任何一种认识一样，是在实践基础上的能动的反映关系，由主体、客体和实践三大要素构成。医学审美主体，是受社会文化和医学审美意识所支配的人，是按照医学美的尺度有意识地、有目的地对人或物实施医学美或进行医学审美评价的人。医学审美主体在医学审美关系中始终处于主导地位，是最活跃的因素。他们具有自身的医学审美需要、医学审美动机、医学审美意识、医学审美选择和医学审美评价能力，懂得怎样处处把内在医学美尺度运用到对象上去，努力提高医学美水平。当医务工作者作为医学美主体的时候，他们遵循医学美规律，为自己的服务对象维护、修复和塑造人体美及其他医学美，当患者、健康者、康复状态者和爱美就医者作为医学美主体的时候，他们亦遵循医学美规律和自身的理解尺度，对自身健美及其他医学美的事物和现象，包括对医务工作者所实施的医学美进行评价，以满足自身的审美需要并促进医学美的发展。

医学审美客体，是指医学审美主体的审美对象。医学科学研究、医疗、预防、保健、康复和美容等实践活动中的一切事物和现象，无一不是医学审美主体的审美对象，例如，医学理论、医学技术、医疗仪器、医疗环境、医务工作者及接受医疗保健和美容的受术者、健康人等。医学审美主体的一切审美认识和情感，都是医学审美客体的反映。但是，医学审美主体的审美意识一旦产生，又会反作用于医学审美客体，既改造客体，又改造自身的审美认识能力。从这个意义上讲，医学审美客体是医学审美主体进行医学审美实践的产物。医学审美实践，是指人们能动地维护、修复、塑造人体美及认识和探索医学美的一切活动。医学科研学术活动、医疗卫生活动、医学美容活动、医疗管理活动、预防保健活动和医学审美评价活动等，都是医学审美实践的内容和形式。医学审美实践是医学审美主、客体关系的基础和纽带，在医学审美关系中，没有不参与医学审美实践的主体，也没有脱离医学审美实践的客体。医学审美关系所体现的就是医学审美实践中医患合作、共同参与的质与量，尤其是医务工作者的理论和技艺流程水准。世界上，具有医学美性质的人、事物或现象丰富多彩，纷繁复杂，但是，只有为主体在医学审美实践中发现和认识的医学审美对象，才能与主体构成医学审美关系，成为具体实在的医学审美客体，否则，再美的东西所蕴含的医学审美价值，也将暂时失去其审美意义。可见，医学审美主体正确认识的产生，来源于医学审美实践；主体医学审美能力的发展动力，也来源于医学审美实践；主体医学审美评价的正确与否，要靠医学审美实践来检验。没有医学审美实践，就不会有医学审美主体与客体之分，也不会形成医学审美关系。

(二)医学审美主体与客体的角色特征

充当医学审美主体的人，必须具有完善的感官和健全的思维，必须具有一定的医学审美需求和审美理想，必须亲自参加医学审美实践，并具有一定的医学审美选择力、欣赏力和创造力，这是主体角色的共性；充当医学审美客体的人、事物或现象，必须具有客观实在性，必须具有医学美性质，这是客体角色的共性。但是，对于医学美的维护、修复和塑造，最具有实际意义的是要把握医学审美主体与客体的个性特征，这样，我们才能在医学审美选择、欣赏、创造等实践中，坚持具体问题具体分析这一马克思主义的实质和活的灵魂，创造出丰富多彩的医学美来。医学审美主体的个性特征，是指不同主体在医学审美需求、审美情趣、审美理想、审美标准、审美评价和审美能力等方面表现出的差异性。这种差异性集中地表现在两个方面：①不同主体具有不同的审美需求。健康人、康复状态者和美容受术者，主要是对健美保护、形体美、延年益寿等方面的需求；病患者，主要是对医技美、功能美、医疗环境美、被尊重受重视等方面的需求；医务工作者，主要是参与医学审美实践、享受职业美的愉悦、受尊重与发展等方面的需求。②不同主体具有不同的医学审美评价。医务工作者从医学科学技术的角度进行专业评价，或进行多视角、多层次的系统评价，或将对象置于特定的时空进行局部评价；而服务对象往往多从形体、经济、结构等方面进行功利性的评价。对医学审美主体的个性，不应持一概肯定或一概否定的形而上学态度，凡是有利于医学美发展的个性特征，都应当肯定，尊重医学审美主体的个性发展，积极为人们各种不同的审美需求提供丰富多彩的医学审美对象。凡是不利于医学美发展的个性特征，应当否定，要通过积极的医学审美教育，努力形成符合人类文明需要的医学审美标准，逐步达成对医学美规律的共识，以实现医学美追求的崇高目标。医学审美客体的个体特征，主要表现在形式的多样性上。一是量的多样性。医务工作者、病患者、康复状态者、美容受术者及所有医学事物和现象，都可以成为医学审美客体。而人由于具有主观能动性，又可大大拓展医学审美客体的范围和形式。例如，当今众多的美容术创造出的美容客体，各显异彩，足以使人眼花缭乱。二是角色的多变性。医学审美的主、客体关系表现为人与人的关系时，任何一方既可作为医学审美主体，也可作为医学审美客体。在一定条件下，医学审美客体一旦被主体所认识或改造，可能会转化为主体的知识，甚至成为主体的工具，从属于主体，从而创造出更新、更高层次的医学审美客体。医学科学的新理论、新技术、新药物、新疗法的发现及其应用，就是典型的例证。

(三)医学审美主体与客体的对立统一

医学审美主体与客体是一个统一体中相互对立的两个方面，它们相互依存，互为肯定，统一于医学审美实践。

在医学审美关系中，主体与客体处于不同的地位，具有不同的审美意义。医学审美主体是具有一定医学审美意识并能动地从事医学审美活动的人，处于医学审美活动的主导地位，决定着医学审美活动的质。医学审美客体是主体的审美对象，除包括参与医学实践的各种角色的人以外，还包括一切具有医学美的事物和现象，他们接受主体的医学美维护、修复、塑造或评价。可见，医学审美主体和客体并不是同一个概念，它们相互对立，分别处于认识与被认识的地位。

医学审美主体与客体的关系又是统一的。首先，表现在两者相互依存，互为肯定。医学审美客体以其医学美的形式肯定了主体的本质力量，而医学审美主体又以美的感受形式肯定了客体医学美的存在。没有被医学审美主体肯定的医学审美客体是没有审美价值的，而没有被医学审美客体确认的医学审美主体的美感则是虚幻的。例如，一位先天盲者，无法充分体验周围世界存在着的人体之美；而客观存在的人体美，也无法从盲者身上得到对自己美的充分确认。因此，它们之间就无法构成医学审美关系。其次，医学审美主体与客体的对立统一，表现在一定条件下参与医学实践的人所充当的医学审美主体或客体的角色可以互换，即相互转化，这是医学审美关系区别于一般审美关系的显著特征。例如，当医务工作者为一个断肢者进行了完美的再植手术，医务工作者可作为主体，对被救治的患者进行审美，此时患者是客体；而当患者对医务工作者的行为及其所修复和塑造出的医学美进行审美评价时，医务工作者则由主体转化为客体，而患者则由客体转化为主体。这种转化得以实现的根本条件在于人的主体性。人与其他生物和非生命事物有着根本区别，人是有理性思维的社会人，他们不仅能够认识和改造客观世界，而且可以认识和改造自身。

第3章　医学形式美

第一节　形　式　美

一、形式与形式美

形式是指事物内部诸要素的组织结构及外观表现。一般所理解的形式是与内容相对应的概念，在自然界和社会生活中，一切事物都是内容和形式的统一体。内容是构成事物内在要素的总和，它是事物存在的基础。内容决定形式，形式依赖于内容，并随着内容的发展而发展、变化而变化。事物的形式又分为内在形式和外在形式，内在形式指事物本质的表现，与事物的内容直接相关；外在形式指事物的内在结构和内容的感性外观。

形式美这一概念通常有两种含义，广义的形式美是对审美对象外在形式所具有的相对独立的审美特征，它是具体的、感性的。狭义的形式美是指构成事物的物质材料的外在自然属性(色彩、形体、线条、声音等)及组合规律(如整齐一律、节奏与韵律等)中显示出来的审美特性。形式美的构成因素一般分为两大部分：一部分是构成形式美的感性因素，亦称物质因素；一部分是构成形式美的感性质料之间的组合规律，或称构成规律、形式美法则。

美同其他事物一样，有自己特定的内容和形式。美的形式与美的内容是辩证统一的关系，两者是互相依存和制约的，统一于事物之中。但是两者的地位并不相等，美的内容决定着美的形式，美的形式表现美的内容，服从并服务于美的内容，同时对美的内容具有能动作用。适当的美的形式可以作为一种积极的能动力量对美的内容起推动作用，医学美容就是通过创造美的形式，表现人的生命活力美。

二、形式美的产生、发展和转态

形式美的形成有深远的社会历史根源，形式美的法则是人们在长期审美实践中对现实中许多美的事物的形式特征的概括和总结。人类的劳动是从制造工具开始的，旧石器时代早期北京人的石器尚无定形，工具的制造体现了人类的有意识、有目的的活动；到了中期，石器的加工有了一定的造型；到了晚期，山顶洞人对形状和样式等进行了有意识的选择和设计，石器已经很均匀，很规整。从工具造型的演变上，体现了人类自由创作的特性，并说明了形式美的产生首先是基于实用的目的，而不是审美的目的。其次对劳动收获品的加工，如对兽骨、贝壳、羽毛等加工作为装饰品，表现出某种本质的力量或智力；再者，对生活用品的加工是形式美形成的另一重要途径，如原始人早期的生活用具直接取决于大自然，如以葫芦为瓢、以荷叶为包，那么自然界本身某种形式因素，如葫芦的对称、荷叶的均衡、西瓜的圆形及它们五彩的颜色，对原始人的形式感是一种感性启示。

人类在物质生产的实践中，认识到形式美的这种能够引起美感的特殊作用之后，就自然地对美的事物的外在特征进行规律性的抽象概括，逐渐认识了形式美的法则，并依照这些法则进行美的创造。形式美的发展必须在继承这些经验的基础上，有所批判，有所选择，有所改造；另一方面，人类社会实践生生不息，范围日益扩大，人类本质力量对象化的范围也随之更为广阔，美的事物也将越来越丰富化。按照形式美的产生规律，人类不断地对事物的形式和美的形式进行探索、仿制、创造和突破，自觉地推进美的内容向形式的积淀，形式美的质料和规律必将更为丰富，形式美也必将得到不断发展。

总之，形式美源于社会生活实践，体现了人的本质力量的外化，是人类既合规律性又合目的性的自由创造结果。

三、形式美的特征

（一）形式美具有相对独立性

人们对美的感受都是直接由形式引起的。在长期的审美活动中，人们反复直接接触这些美的形式，从而使这些形式具有相对独立的审美意义，即人们只要接触这些形式便能引起美感，而无须考虑这些形式所表现的内容。如人们在欣赏一件艺术品时，最先进入审美视野的是其色彩、形体等外在的形式美，然后才深入领会作品的内容。即相对于内容之外其形式具有独立的审美意义。

（二）形式美具有抽象性

形式美是人们从众多的形式中概括出来的共同特征，一般具有朦胧的审美意味。人们欣赏形式美时，不像欣赏一个具体的美的事物那样，能给人以一种比较确定的意味，如红色会使人产生一种热烈兴奋的情绪，但这种情绪都是不确定性的，只有这种红色处在一定的环境中，表现在某一具体的事物上时，它的审美意义才是确定的，如红花、红旗、红领巾等。形式美的抽象性特征，使它适用于表现各种事物的美。

（三）形式美具有时代性

形式美的各种表现不是固定不变的，而是不断地随着时代、文化与个性的变化而变化。比如人体：唐代以丰腴肥胖为美，宋代以纤细苗条为美，现代以丰满匀称、红润健康为美。

（四）形式美具有普遍性

形式美普遍存在于美的所有领域，是任何的对象不可缺少的最基本的属性。自然美一般以形式美为主；社会美中人的优雅举止及富有线条的身姿、形体；艺术美中富有表现力的结构、造型、质地、韵律、节奏等均属于形式美之列。

第二节　形式美的分类

一、事物个体自然形式美

（一）色彩

1. 色彩　是一种涉及光、物与视觉的综合现象，由不同波长的光波辐射产生。色彩是通过眼、脑和我们的生活经验所产生的一种对光的视觉效应。马克思说："色彩的感觉是一般美感中最大众化的形式。”

2. 色彩的三要素　色相、彩度、明度。

(1)色相:指颜色的名称,如红色、黄色、蓝色等。人眼可以分辨的颜色达 2 万种以上,但主要由红色、黄色、蓝色三原色组合而成。

(2)彩度:又叫纯度,是指色彩的强弱、鲜浊和饱和度。

(3)明度:又叫亮度,是指眼睛感觉到的每种色相的明暗程度。白色明度最高,黑色明度最低。

3. 色彩的审美效果　色彩的审美特性十分明显,它具有表情性,能够向人们传达出一定的感情意味,引起人们的情感反应。色彩的审美效果体现在视觉、情感、象征等方面。

(1)色彩的视觉效果:色彩是人们辨认事物的重要依据,包括视觉与联觉通感的效果,是一种心理错觉审美效果。具体有:温度感、胀缩感、进退感、轻重感、软硬感、清洁感、味觉感。

(2)色彩的表情效果:色彩是一种物理现象,本身没有情感,但是人们在长期生活实践中积累了许多视知觉经验,一旦知觉经验与外来色彩刺激发生一定的呼应时,就会在人们心理上引起不同的情绪与感情反应,因此,色彩与感情体验有密切的关系,如红色有热烈的喜庆感,绿色有生机感,蓝色有幸福感,紫色有高贵、安静感。

(3)色彩的象征效果:对色彩的反应不仅仅局限于生理上,同样受到人们所处文化的影响。在西方社会中,黑色象征着死亡,哀悼者往往穿着黑衣,而在中国和印度,死亡的颜色是白色,穿着未经过染制的衣服是谦卑的表示。此外,色彩审美会受到个体、民族、地域、环境等差异的影响。

4. 人体的色彩美　人体色彩分为人体固有色彩和人体装饰色彩。

(1)人体固有色彩:主要指人的肤色及发色,人体的固有色彩有一定的遗传性,不同的人种具有不同的色彩。

①人体的肤色:人体的白、黄、黑三原色,形成了世界上三大人种体系,同一种族内的不同个体,性别和生活方式不同,个体间也有差异;同一个体,身体的不同部位,颜色也不尽相同。不同人种对肤色存在不同的审美观。黄种人以皮肤黄里透红为美,白种人以白里透红为美,黑种人以棕黑色为美。

②人体的发色:人的发色也与种族有关。健康美观的头发应该是干净、柔顺、亮泽而没有头屑。

(2)人体的装饰色彩:指人体皮肤和毛发以外的,对人体起修饰和点缀作用的色彩,包括服饰、化妆、鞋袜及配饰物等的色彩。

①人体的服饰色彩:服饰色彩是根据具体的人体体态特点、着装方式而设计的。

②肤色与服饰的配合:人体肤色与服饰色彩、妆容色彩配合恰当,可以使人体美更具有魅力。化妆及服饰的色彩,能对肤色及人体起加强和烘托作用,显示或强化人的个性、气质和美感。不同的色彩会给人们生理、心理带来不同的感受。人们的生活经验、传统习惯及年龄、性格等的不同,对色彩产生的心理反应也自然不同。

(二)形体

形体是物体存在的空间形式,是构成事物美的不可缺少的感性因素,构成形体的基本元素是点、线、面、体。

1. 点　点是构成一切形态的基础,是构成形态中最基本的元素,点可以组成线或面,并有疏密、聚散等组合方式,不同的组合方式给人以不同的视觉效果。

2. 线　线是点移动的轨迹，它是构成事物形体的基本因素，线条的美是一切造型的基础。

线的形态分为直线、曲线和折线，3种不同形态的线条都有各自不同的审美意味。一般来说，直线表示坚硬、刚劲、挺拔等；直线中的垂直线给人以高耸、上升的感觉，水平线给人以平衡、稳定感。曲线表示柔和、流畅等，是富有吸引力的线条，曲线的凸凹变化包含丰富的审美信息，给人以柔美、运动之感。人体是最优美的曲线，骨骼隐含着直线，肌肉充满了曲线。折线是直线的转折，折线形成的角度给人以上升、下降、前进等方向感。

线的长度、粗细和运动状态在人的视觉、心理上产生不同的感觉。直线和曲线可以组合成复杂的形体，例如苗条的人直线和曲线高度和谐，会给人以美的享受，丰满的人直线和曲线和谐，以曲线为主，给人带来美的愉悦。

3. 面　面又称平面，是位于同一平面的轮廓线固定不变的物体的形状，起到分割空间的作用。不同的面给人以不同的感觉，如正三角形给人以稳定感、倒三角形给人以危机感、正方形有刚直方正感、圆形有周密封闭感等。

4. 体　体是点、线、面的有机结合，其中体和面的关系最为密切，面通过移动、堆积、旋转就成为体。体可以分为球体、方体和锥体，它们的审美属性和面是近似的，即球体给人的感觉同圆形近似、方体给人的感觉同方形近似、锥体给人的感觉同三角形近似。但是体给人的感觉比面更强烈。

（三）声音

声音是物体振动形成的声波诉诸听觉器官的物质材料而产生的，有振幅、频率、波形三要素。人的耳朵可以听到声音的频率范围是在20～20 000Hz，如果物体振动频率低于20Hz或高于20 000Hz，人耳就听不到了，低于20Hz的频率叫作次声波，高于20 000Hz的频率叫作超声波。由于声音能对人的感官进行直接迅速的刺激，从而引起人们即时的情绪波动和情感反应，因此，它与色彩和形体一样，是构成形式美的重要因素之一。

不同的声音会产生不同的心理感受。例如，高音高亢激昂，低音凝重深沉；强音振奋人心，轻音柔和抒情；急促的声音令人紧张，舒缓的声音让人舒坦；纯正的声音悦耳动听，嘈杂的声音令人不快。自然界中的许多声音，如人类的语言、动物的语言、风声、水声等都会带给人们独特的审美感受。

（四）气味

气味是嗅觉的产物，属于生命科学的范畴，可从生物学、医学、化学角度给予不同的理解。气味，是生命体对气态物质的感知，当气态物质与嗅觉细胞分泌物发生化学反应时产生的一种信号，经嗅神经传递给嗅神经中枢嗅球后，就产生嗅觉。气味的产生是化学反应的结果。

引起嗅觉的气味刺激主要是具有挥发性、可溶性的有机物质。有6类基本气味，依次为花香、果香、香料香、松脂香、焦臭、恶臭。香与臭是一种主观评价，香味使人感觉舒适，因人而异。不同的人对一种气味有不同的感受，因而就有不同的评价，甚至同一个人在不同的环境、不同的情绪时对一种气味也有不同的感受和评价。

不同的气味可能引起生理上的不同变化。如薰衣草的花香可以让情绪激动的人心平气和，而香橙的味道能令人精神一振，柚子味有制怒的作用，浓郁的姜味可以提高应变能力，石竹的香味可以增强记忆力，天竺花香味有镇定安神、消除疲劳、加速睡眠的作用，白菊花、艾叶和金银花香气具有降低血压的作用，桂花的香气可缓解抑郁，还对某些躁狂型的精神病患者有一定疗效。

二、事物群体组合形式美

美的事物纷繁复杂，有许多的时空组合方式。有时候单个事物很美，但几个事物组合在一起不一定美。例如家具，中式、西式、组合式、木质、钢质、皮质等，都可以非常精巧美观，但如果床是中式的、橱是西式的、桌子又是钢管玻璃的，那么看上去很不舒服。可见事物组合起来要显示出美，其中仍然有着某些法则，这种美的组合法则不像个别事物色彩形状那样可以被人们一下子感受到，而是比较隐蔽，必须敏锐捕捉，细心体察，才能把握它。这些美的法则主要是对称均衡、比例匀称、节奏韵律、整齐一律与多样统一等。

第三节　形式美法则及其在人体美中的体现

一、形式美法则

构成形式美的感性要素按照一定规律组合起来，才形成了有一定审美特征和独立审美价值的形式美，是人类在创造美的形式、美的过程中对美的形式规律的经验总结和抽象概括。形式美组合法则比较复杂，通常分为两大类，一类是事物部分之间的组合法则，如对称与均衡、比例与匀称、节奏与韵律等；另一类是事物总体的组合法则，如整齐一律、多样统一等。掌握形式美的法则，能够使人们更自觉地运用形式美的法则表现美的内容，达到美的形式与美的内容高度统一。

(一)对称与均衡

对称是指一个轴线两侧的形状以等量、等形、等距、反向的条件相互对应存在的方式。其特点体现为“在差异中保持一致”，是最简单、最直观、最典型的均衡形式。人们在长期实践中认识到对称宜于表现静态，给人以整齐、稳定和庄重的审美感受，也是健康人体的重要特征。

均衡是对应的双方等量而不等形，即对应的双方左右(上下)在形式上不一定对称，但在量感上是均等的。均衡是静中有动的对称。人的形体结构的对称，就是一种稳定的均衡，如女性左右乳房的形态和曲线基本上都是相等的。均衡更有动态的美感，如舞蹈、杂技的造型，盆景的左右空间的设计。人体的肾也高低不同，这既是进化的结果，符合生理学上的标准，也符合均衡原理。而生理上的缺陷和畸形必然会破坏均衡美。

(二)比例与匀称

比例是指某事物整体与部分或部分与部分之间量度上的比例关系。匀称是符合一定的比例关系，或者比例恰当。匀称的比例关系，会使物体的形象具有严整、和谐之美。

由不同的比例关系构成的事物，其审美特性往往有很大差异。如果人体各部分比例适当，称之为匀称；如果比例严重失调，就成了畸形。人体是西方造型艺术的重要题材，所以很多人都热衷于探讨理想的人体比例，古罗马的维特鲁威和文艺复兴时期的达·芬奇就是杰出的代表。西方还有著名的所谓“黄金分割律”(1∶1.618)，近年来研究发现，人体中存在 14 个“黄金点”、15 个“黄金矩形”、4 个“黄金三角”和 6 个“黄金指数”。恰当的比例会有协调的美感，成为形式美法则的重要内容。

(三)节奏与韵律

节奏是指客观事物在运动过程中有规律的周期性变化的运动形式。节奏是形式美中一个很重要的规律，客观世界中无论是声音、颜色还是形体和动作，以大体相等距离的时空反复出现，都会产生节奏，反映出一种条理美、秩序美。节奏的特征是指有秩序的变化、有规律的反复的排列组合。无变化的东西谈不上节奏，必须有同有异，同异交替并且反复出现，才能形成节奏，所以节奏具有异同二象性和反复交替性的特点。如自然界四季的变化、昼夜的更替及人体的生理节律和活动规律等都是有节奏的。

韵律以节奏为前提，有规律的重复，有组织的变化，倾注情调于节奏之中，使节奏强弱起伏、悠扬、缓急。韵律是节奏形式的深化，节奏富于理性，韵律富于感性。韵律的形式有多种，如连续韵律、渐变韵律、交错韵律、起伏韵律等。节奏和韵律互相依存，互为因果。如古代诗词的押韵、平仄、对仗，构成了诗的韵律；现代科学证明，人的生理、心理活动无不充满着节奏和韵律，如人的体力以 23 天为一周期，情绪以 28 天为一周期，智力以 33 天为一周期，皮肤表皮细胞以 28 天为一周期。再如毛发的生长期、休止期和退行期等周期的变化。

（四）整齐一律与多样统一

整齐一律又称单纯齐一，是一种最简单的形式美，是事物形式中对各相同或者相似部分之间重复的对等或对称，与参差相对。如整齐规划的街道，成排的电线杆、路灯，整齐的队伍，统一的服装等给人以一种稳定、庄严、威严、有气息、有力量的感觉。因此，多样统一，就是寓多于一，多统于一，在丰富多彩的表现中体现着某种一致性。

多样统一是形式美的最高法则，又称和谐，在哲学上对立统一。多样统一原则是指审美形式的组合、构造，既要把各种不同的元素、不同方面统一为一个整体，又要体现整体中不同元素和不同部分的变化。多样统一体现了对立统一的规律。“多样”是指整体中所包含的各个物质因素在形式上的区别和差异性，它体现了事物的多姿多彩和丰富变化。多样性必须是有组织的多样性，没有组织和整体和谐的多样性，没有统一，则会显得杂乱无章，缺乏层次与秩序。“统一”是指构成整体的各个要素、部分间的有机联系，其中每个要素既保持自身的独立性、形成变化，同时又要服从整体的构造，在整体中获得新的位置、解释和规定，使整体具有新功能。它体现了事物的普遍联系和相互转化。黑格尔把多样统一称为和谐。多样统一有两个突出特点：一是复杂多样，二是有机统一。只有多样而无统一，就会使人感觉支离破碎，杂乱无章；只有统一而无多样，会使人感到单调呆板，枯燥乏味。只有把两方面有机结合起来，才会使人感到既丰富又单纯，既活泼又稳重，既发散又收敛，既多样又统一。

二、形式美法则在人体美中的应用

（一）人体的比例学说概述

形体的健美是指身体各部分之间及各部分与整体之间的比例关系的协调对称，发育正常，按照一定的标准延伸形成富有变化的线条，并且体现出健康向上的活力。比例是影响人体美的众多形式法则中的基本法则。人体的比例是指人的整体与局部，局部与局部之间的数学关系。下面介绍几种较有影响的人体比例学说。

1. 达·芬奇的人体比例学说　达·芬奇用自然科学知识、解剖学和数学统计，提出了人体美的比例标准：头长为身高的 1/8，肩宽为身高的 1/4，双臂平伸的长度等于身长，两腋宽度与臂相同，乳房与肩胛下端位于同一水平线，脸宽等于大腿厚度，跪下时高度减少 1/4，卧倒时为 1/9。达·芬奇的这些比例学说是十分有价值的，可作为形体美的一般比例标准。

2. 巴龙通人体比例学说　巴龙通人体比例学说是近代较流行的人体美标准之一，其主要观点是:成年男性身高是 7.5 个头高,头至臀为 4 个头高,肩宽一般小于 2 个头高,肩至肘、掌根至中指等于 1 个头高,髋骨为 1.5 个头高,膝以下为 2 个头高。

3. 阿道夫·蔡辛人体比例学说　阿道夫·蔡辛是德国数学家,于 1854 年首次提出人体中的"黄金分割律",与现代学者对人体结构的黄金规律基本一致。

4. 中国学者的研究　中国学者发现,中国成年人头长与身高比例一般为 7~7.5 个头长,女性略矮一些。从头顶至颏下约为 1 个单位,从颏下到乳头线与乳头线到肚脐大致相等,均约为 1 个头长。两肩之间的距离约为 2 个头长,上臂约 3/4 个头长,前臂约 1 个头长,手约 2/3 个头长。下肢从髋关节的大转子至膝部的髌骨中心与髌骨中心至足跟大致相等,均约 2 个头长。人体的 1/2 约在耻骨联合。少年身高的比例一般约为 6 个头长,年龄越小,头部所占的比例越大。

(二)人体的黄金分割比例

黄金分割定律是由古希腊毕达哥拉斯学派所发现,它侧重于用数学关系去探讨美的规律,并认为美就是和谐与比例,按照这种比例关系就可以组成美的图案,实际上黄金分割定律是一种数字的比例关系,即将一条线分成两部分,较长的一段与较短的一段之比等于全长与较长的一段之比,它们的比例为 1.618∶1。黄金分割定律是人体的一种比例美。医学美学家们指出,在一切事物中,符合黄金分割定律形体总是最美的形体。在人体美容设计中,黄金律对确定人体器官各部位间的最佳比例数值具有重要意义。目前发现人体结构中有 14 个"黄金点"、15 个"黄金矩形"、6 个"黄金指数"和 4 个"黄金三角"。

1. 14 个黄金点

(1)肚脐:就是人体结构的整体而言,肚脐是黄金点,脐以上与脐以下的比值是 0.618∶1。

(2)喉结:头顶至肚脐部,喉结是分割点,之间的比值接近 0.618。

(3)左膝关节点:足底与肚脐至分割点(上长下短)。

(4)右膝关节点:足底与肚脐至分割点(上长下短)。

(5)左肘关节点:肩关节与中指尖至分割点(上短下长)。

(6)右肘关节点:肩关节与中指尖至分割点(上短下长)。

(7)眉间点:前发际至颏底连线,上 1/3 与下 2/3 之分割点。

(8)鼻下点:前发际至颏底连线,下 1/3 与下 2/3 之分割点。

(9)左乳头:乳头垂直线上锁骨至腹股沟之分割点。

(10)右乳头:乳头垂直线上锁骨至腹股沟之分割点。

(11)左口角点:口裂水平线左 1/3 与右 2/3 之分割点。

(12)右口角点:口裂水平线右 1/3 与左 2/3 之分割点。

(13)颏唇沟正中点:鼻底至颏底间距下 1/3 与上中 2/3 之分割点。

(14)唇珠点:鼻底至颏底间距上 1/3 与中下 2/3 之分割点。

2. 人体 15 个黄金矩形　黄金矩形,为宽与长之比值为 0.618 或近似于该值的长方形。

(1)头部轮廓:两侧颧弓突点间距为头宽,颅顶至颏点部为头长。

(2)面部轮廓:眼水平线的面宽为宽,前发际至颏点间距为长。

(3)鼻部轮廓:鼻翼为宽,鼻根点至鼻下点间距为长。

(4)唇部轮廓:静止状态时,上下唇峰间距为宽,口角间距为长。

(5)(6)外耳轮廓:对耳轮下角水平的耳宽为宽,耳轮上缘至耳垂下缘间距为长。

(7)躯干轮廓:肩宽与臀宽的平均数为宽,肩峰至臀底间距为长。

(8)(9)手部轮廓:手指并拢时,掌指关节水平连线为宽,腕关节至中指尖端为长。

(10)～(15)上颌切牙、侧切牙、尖牙(左右各三)轮廓:最大的近远中径为宽,牙龈径为长。

3. 人体 6 个黄金指数

(1)鼻唇指数:鼻翼宽度与口角间距宽度之比。

(2)目唇指数:口角间距宽度与两眼外眦宽度之比。

(3)上下唇高指数:面部中线的上下唇红高度之比。

(4)目面指数:两眼外眦间距与眼水平线的面宽之比。

(5)切牙指数:下颌中切牙与上颌中切牙远近中径之比。

(6)四肢指数:肩峰至中指尖连线为上肢长,髂嵴至足底连线为下肢长,两者之比,近似于 0.618。

4. 人体 4 个黄金三角　底与腰之比为 0.618 或近似于 0.618,或近似的等腰三角形,其内角分别为 36°,72°,72°,为黄金三角形。

(1)外鼻于正面观呈黄金三角。

(2)外鼻侧面观呈黄金三角。

(3)鼻根尖与两侧口角点组成的三角形。

(4)两肩端点与头顶中央组成的三角形。

0.618 作为一个人体健美的标准尺度之一,是无可非议的,但不能忽视其存在着"模糊特性",它同其他美学参数一样,都有一个允许变化的幅度,受种族、地域、个体差异的制约。

(三)"三庭五眼"与容貌美

中医学中有丰富的人体审美的蕴意,例如,我国古代有一本论著《写真古诀》,描述了"三庭五眼"的标准比例关系,在人体审美中有着重要的价值,古代人物画使用的也是"三庭五眼"的面部器官定位法,如今还广泛运用于现代的美容外科手术设计之中。三庭五眼是中国作为五官与脸型相搭配的美学标准。

三庭五眼又称"三横五竖",正面三庭是指发缘点至颏下点的距离分为三等份,发缘点至眉间点、眉间点至鼻下点、鼻下点至颏下点各一等份为一庭。"侧面三庭"是以耳屏中心为圆心,耳屏中心至鼻尖的距离为半径,向前画半圆形弧;再以耳屏中心向发缘点、眉间点、鼻尖、颏前点画 4 条线,这时脸的侧面就会形成 3 个扇形三角形,称为侧面 "三庭";所形成的夹角为三个近似三角形,若夹角之差<10°为美。此法可以精确地判断鼻背线的高低曲直美,又可以观察到发缘点、鼻尖点、颏前点与圆弧是否吻合,若吻合即为貌美者。"五眼"是指面部宽度在眼睛水平线上等分为 5 个眼裂宽,即内眦间距、2 个眼裂、两侧外眦至面部外侧游离缘长度相等。

此外,从侧面看可以用"四高三低"的审美基本原则,即在垂直轴上,一定要有"四高三低","四高"部位分别是额部、鼻尖、唇珠、下巴尖;"三低"分别是两个眼睛之间、鼻额交界处是凹陷的;唇珠的上方,人中沟是凹陷的;下唇的下方,有一个小小的凹陷,共 3 个凹陷。

当今学者提出的新标准是在"三庭五眼"基础上出现的,其更为精确:眼睛的宽度,应为同一水平连线宽度的 3/10;下巴长度应为脸长的 1/5;眼球中心到眉毛底部的距离,应为脸长的 1/10;眼球应为脸长 1/14;鼻子的表面积,要小于脸部总面积的 5/100;理想嘴巴宽度应为同一水平脸部宽度的 1/2。

第 4 章　医学美学的核心——医学人体美

无论是在艺术领域还是现实世界中，人体都是最重要的审美对象之一。人体是世界上最美的事物，人体是自然界最伟大的杰作，没有一样东西美过人体，人体美是美的最高形态。罗丹说过："没有比人体的美更能激起富有感官的柔情了，在他们塑造的形象上，飘荡着一种沉醉的神往。"达·芬奇甚至断言："人体是大自然中最完美的事物。"我国医学美学学科创始人之一的彭庆星教授认为，达·芬奇只说到了一半，应该补充另一半："人体不仅是大自然中最完美的事物，而且是社会存在物的最高、最美的形态。"人体既是审美客体又是审美主体，当它成为人们研究探讨的对象时，就形成了人体美学。而医学美学的重要目的，就是以人体美为核心，在对人体美进行以医学和美学为主的多学科、综合性研究的基础上，通过医疗手段和技术实现人体美。于是，医学人体美就成为了医学美学研究的重要课题。

第一节　医学人体美概述

一、人体美的含义

人体美，是一种独特的审美对象，是自然和社会共同的产物。人体美是人类对自身的深层次认识，是人类对美的自我欣赏和追求。远古时代，人体就是审美对象。如出土于列斯比尤格的奥瑞纳文化阶段（约 3 万年前）的维纳斯裸女雕像，奥地利出土的距今 2 万年前的维林多夫的维纳斯女神像，以及我国红山文化积石冢基地和女神庙遗址出土的两尊泥质红陶女裸立像等。这些世界上不同地区、不同民族的远古时期雕像，都统一夸张地强调了女性性部位的特征：丰乳肥臀和丰满的阴阜，这种看似幼稚、不成比例的人体结构造型，其实非常直白地体现了人类当时的审美观念，即人类的生殖崇拜和对母性生命的追求。随着社会文明的进步，人体艺术的创作，渗入了更多的科学的眼光，对人体美的表现就变得轮廓越发准确、比例越发协调、形象越发真实生动和富有魅力。

人体美是指人体作为审美对象所具有的美，人体美的含义，有广义和狭义之分。狭义人体美，主要指人的形体、容貌的形态美。广义人体美，则既包括人的身材、相貌、五官、体态、装饰的外在美，也包括人的风度、言谈、举止所表现出来精神风貌和气质的内在美。从整体上看，人体美主要体现在：身材、相貌的比例协调、匀称，姿态、动作的自然、和谐、庄重、优美，以及气质风度的高雅。

二、医学人体美的含义

医学人体美是一个多层次的整体概念，它是在健全体格、健康体质基础上的人体美。医学人体美是指采用科学手段研究正常人体的形态、结构中符合形式美的因素，以及正常形态结构与生理功能和心理过程之间的协调、匀称、和谐统一，旨在推进人体健康美和生命活力美。医学人体美主要包含了现实人体美与标准人体美、体形美与结构美、功能美与生命美、体貌美与智能美、动姿美与气质美、外在美与内在美等几个方面。

(一)现实人体美与标准人体美

现实人体美是指进入人类社会以来一直存在于现实生活中的有血、有肉、有情感、有思维的人体之美。它是一种具有人的生命活力的生机勃勃的人体美，是人在自然进化与生产实践相结合的过程中，"按照美的规律"改造客观世界的同时也改造自身而形成的一种自身之美。而标准人体美则是艺术家和医学家在现实人体美的基础上，加以探索、研究、提炼和追求的产物，是可供人们欣赏的关于人体美的"艺术作品"。在医学美学研究的过程中，产生了一系列关于人体美的"标准参数"，可以运用于维护、修复和塑造现实的人体美，以激发其生命活力之美，使"现实人体美"再现和升华，从而达到"标准人体美"的目的。

(二)体型美与结构美

体形美是指人体的形态之美，它是形式美法则在人体美中的集中表现，又被称为人体的形式美；而结构美则包括宏观结构美(即人体的整体美及其各部位之间的均衡、均称、协调之美)和微观结构美(即人体的组织、细胞等显微结构之美)。结构美是体型美的基础。

(三)功能美与生命美

人体结构美是为了承担各种生理功能而存在的，不同的人体结构承担着不同的功能任务，不同的功能任务也决定着不同的人体结构。这些生理功能的常态也是一种自然美，即人体的生理功能美，简称为"功能美"。人的生命美，既是人的结构美和功能美所呈现出的无限的生命活力之美，也是人的全面本质的集中反映。

(四)体魄美与思维美

体魄是人的体格和精力的总和。体魄美，即体魄强健之美，是体形美、结构美、功能美和生命美在同一个体中高度统一的表现。体魄美以健康为基础，并以强健、丰腴和结实为特征的。男性表现为魁梧、粗犷、雄健、豪放和挺拔的阳刚之美；女性则表现为苗条、丰满、圆曲、红润、细腻和富于弹性的阴柔之美。思维，即思想或思考的方式和过程，是人的大脑对客观事物的概括和反映。思维之美的主要特征是它的逻辑性、深刻性、广阔性、敏捷性和创造性。人类通过思维，将感性材料加以分析和综合，从而揭示事物的本质和规律，而将这些本质和规律运用于社会实践就会创造出更加丰富多彩的社会和自然之美。思维美以体魄美为基础，同时是体魄美的升华和进化。

(五)动姿美与气质美

动姿是指人的动作和姿势，动姿美是躯体各部分配合协调的表现。人的一举一动、一颦一笑都应该是协调的。气质，是指一个人通过其职业形象、生活态度、言行举止、兴趣爱好和情绪性格等行为方式，所反映出来的特定的天赋智慧、文化素养和思想品质的总和。一个人特定的气质美，往往决定其特定动姿美；一个人的行为美则是其动姿美与气质美相统一的表现。

(六)外在美与内在美

人的外在美包括体型美、体魄美、结构美、生命美、功能美和动姿美，都属于人的外在美；而人的内在美则包括智能美和气质美等。外在美为表层之美，内在美为深层之美。表深两层的和谐统一才是反映人的"全面本质"的人体美总和。和谐统一的程度越高，其美的素质也就越高。真正的人体美必须是“由精神渗透的感性的肉体美”,是能反映人的精神的美。

三、医学人体美的特点

医学人体美不同于一般人体美,相比较有以下这些特点。

(一)人的内在活力美与外在形式美的统一

任何美的事物之所以美,关键在于特定的美的内容和形式的统一。医学人体美也是如此。

研究医学人体美,离不开形式美法则。医学人体美的内在活力美,是通过其外在形态美表现出来的。人体形态之美,是形式美法则在人体美的集中体现,所以又称人体形式美。人体形式美表现在以下 3 个方面。

1. 医学人体美首先通过人体的生理结构美表现出来　人体作为生命的载体具有生理结构美,生理结构美又分宏观结构美和微观结构美两个层次。宏观结构美,即人体的整体美及其各部分之间的均衡、匀称、协调、统一之美。这种美即可以通过皮肤、黏膜、指(趾)甲、毛发等反映出来,也可以通过骨骼、关节和肌肉体现出来。微观结构美是指体内细胞甚至染色体和 DNA 双螺旋等微细结构的美。宏观结构和微观结构的和谐统一,构成了人血肉之躯的整体美,即人的体形美。

2. 人体生理结构集形式美法则于一体　任何事物的美都是通过形式美表现出来的,但很少有符合所有形式美法则的事物,只有人体天然地汇聚了所有的形式美法则,几乎反映了所有的美学规律,诸如对称、匀称、均衡、整齐、节奏、主从、和谐、对照、黄金律、多样统一等,形式美法则无不全方位地反映在人体上,从而使人体美成为大自然至高无上的创造。

3. 人体形式美还表现在运动中的和谐、韵律和节奏上　健美的人体即使处在最大限度的动作时,也会有一种平衡感,从而给我们以均衡的印象。人体的每一块肌肉的活动与整个人的动作存在着一种和谐的关系,并有一种不断变化的微妙的连贯性;形体的高低、起伏、转折,这些动作所形成的轨迹会具有韵律感;人体动态线的长短、强弱、疏密、缓急会产生节奏感;运动着的人体作为一个整体,其形象和运动潜藏着某种韵律和节奏的律动。和谐、韵律和节奏在人体运动中与变幻着的形体不断相互交割、相互融合,表现出动中有静、相应相合的和谐。

(二)人的心理与躯体的和谐和统一

医学人体美学是人类生存斗争和自然选择的结果。人类的祖先不可能脱离动物界物竞天择的生物界矛盾运动规律。回溯人类社会的起源,首先是劳动使猿脑变成人脑,从而产生了人的心理,使猿变成了人,使人成为具有人性的“灵”与“肉”的有机整体。审美活动对人的肉体感官产生了相当重要的作用,塑造了人的精神世界。

(三)人的自然美和社会美的统一

人体美是结合了自然美和社会美的一类特殊的美的形态。就人体美产生的生理形态而言,人体美基本上属于自然美范畴;而就人体美的外在形体而言,人体美则是人的生存状态的一种感性体现,它必然反映出个体的经历、品质、性格,反映出深刻的社会内容,这时,人体美又属于社会美范畴。因此,“人体,既是大自然中最美的东西,又是社会存在物中最高最美的形态”。

(四)普遍性与差异性的统一

达·芬奇认为“人体是自然中最美的东西”。这是把“人体”当作一个“类”来与大自然中其他“类”相比较而论的。人体这个最美的“类”具有普遍性,一般人体都表现为左右对称、比例均衡、线条柔和、体形匀称、动姿协调、眼神炯炯等美的特征。

但是，人体美的普遍性，并不意味着“千人一面”，而是有差异的。以人的脸部特征为例，一般差异率为5%以下，若超过这个范围，就可能形成脸部魅力的异化；若差异率超过10%，脸部的吸引力就会大大降低。随着差异率的增大，“美”就逐渐向“丑”转化，转化到一定程度就会出现畸形的状态。人体美是普遍性和特殊性的统一，人体的多样性和特殊性主要表现在以下几个方面。

1. 各人种、各民族、各地区人群一般美学参数有许多差异　在人类历史发展的过程中，诸如气温、气压及日照、降水等自然条件是形成人种特征的重要因素。人类学家根据皮肤颜色、头发颜色和形状及眼睛颜色来区分人种。如黄种人，皮肤黄、发直、黑发、颧骨高、面部较扁平；黑种人，皮肤黑、发短而呈螺旋状、唇厚凸、口裂宽、鼻宽扁而短；白种人，白肤、金发、蓝眼、发呈波状、唇薄、鼻子高、个子高等。

据人类学家考证，这种形态差异，是人们为了适应当地的自然环境，而在进化的过程逐渐形成的。在北半球，越靠南方，人的皮肤颜色越深。生活在赤道附近的人，由于光照强烈、紫外线强、气温高，皮肤多为黑色。黑色的皮肤有着抵御酷热气候的能力，可以抵挡强烈阳光的损害；宽而扁的鼻子便于散热；手掌和足掌发达的汗腺有利于排汗降温。非洲人几乎都是卷发，每一卷周围都留有空隙，当炽热的阳光向头顶照射时，这卷发就如同一顶隔热的凉帽。而生活在寒带、温带等高纬度地区的人，由于生活的地区气候较寒冷、阳光不强、紫外线弱，因此，皮肤颜色较浅。这种浅肤色易于吸收较弱的紫外线、钙的吸收和色素的形成。白种人鼻梁高，鼻道长，吸入的冷空气通过长长的鼻道的加温加湿过程，对呼吸道的刺激就会减小，同时就不至于过度影响人体恒定的体温。黄种人介于上述两者之间，主要分布在气温温和的亚洲、亚热带地区。中国人大都属于黄色人种。然而中国幅员辽阔，南方人身材较矮小，肤色较深；北方人身材较高大，肤色也略浅。究其缘由，不外上述日照等气候因素使然。

2. 不同年龄段的人具有不同的医学人体审美标准　人体美与人的年龄是相适应的。不同年龄段的人体，会表现出不同的审美特征。如发育达到成熟阶段的青春期人体，处在这个年龄段的青春男女，体格发育迅速。身高体重的变化使男性青年强壮有力，肩宽腰粗，下肢细长；而女性青年则上身细窄，下肢丰满。同时，由于性功能趋于成熟，性激素分泌量增加，男性青年长出胡子，喉头突出，体格变得高大；女性青年乳房隆起，声调变高，皮下脂肪增多，体态丰盈。处于青春期的男女，代谢率大，能量充足，机体运动有力，精力充沛，身强力壮，朝气蓬勃。进入中老年以后，随着年龄变化，机体衰老，皮肤弹性降低而松弛，额前部出现皱纹，鼻唇沟加深。因此在塑造修复人体美时，人的年龄因素是不可忽略的。

3. 不同性别的医学人体美具有差异性　无论是容貌还是形体，男女之间都有着明显的差异性。人体美性别差异性方面，除了解剖学和生理学上的差异外，从美学原则上看，男性还主要体现为“阳刚之美”，女性则主要体现为“阴柔之美”。男性体型呈倒三角，上宽下窄，不平衡，宜于动；女性体型则呈正三角，上窄下宽，较为稳定，宜于静。因此，在塑造和修复人体美时，必须遵循男女有别的原则。

4. 同一个体在不同情绪中表现出的人体外表特征也不同　人的情绪不仅会影响各脏器生理功能，而且会直接影响肤色的变化。遇到高兴事时，人心情愉悦，体内会产生有助于血液循环、皮下血管扩张的物质，血液流向皮肤，面色红润，容光焕发，给人以神采奕奕、精神抖擞、充满自信的感觉。相反，当人过度紧张，情绪低落时，交感神经兴奋，体内肾上腺素分泌增加，供应皮肤的血液骤减，面色变苍白，同时伴有血压升高、心跳加快、呼吸急促等现象，则给人以晦气十足、缩手缩脚的感觉。如果一个人长期抑郁、焦虑，就会使神经、内分泌功能失调，上皮细胞合成黑色素增多，堆积于皮肤细胞，使皮肤变得灰暗无华。同时忧愁苦闷还可导致神经衰弱、失眠，影响皮肤血供，导致面容黯淡无光泽、眼圈发黑等。

四、现代医学人体审美趋势

现代医学人体审美观，是现代社会文化的重要组成部分。它与现代社会生产力发展水平、现代医学科学发展水平及现代人的生活方式、社会心理、价值观念、思维方式等，都具有极为密切的关系。

随着现代医学模式的转变，健康观的更新，我国医学美学研究者提出，“医学人体美主要是指现实中健康的具有生命活力的人体美”，这种观念为现代医学人体审美观的确立提供了一种科学的思路。根据这一观点，现代医学人体审美观应该具有以下几个方面的特征。

(一)“健康活力美”是现代医学人体审美观的核心内容

当代医学美学家们认为，“健康活力美”是现代医学人体审美观的核心内容，其基本观点如下。

1. *以健为美*　现代人已经逐渐认识到过度肥胖或过度消瘦都不能视之为健康。过度肥胖会引起体内代谢指标的改变，导致高血压、高血脂、高血糖、脂肪肝等一系列疾病，从而使得生活质量和生命质量下降。过度消瘦则容易造成营养不良，体力弱，抵抗力差，不能胜任快节奏的社会工作。因此，根据健康体重标准：$BMI \leqslant 24kg/m^2$ 这一指标，人体不胖不瘦才为美。现代人认为，标准的人体骨骼美在于匀称适度，即站立时头颈、躯干和足的纵轴在同一垂直线上；肩稍宽，头、躯干、四肢的比例及头、颈、胸的连接适度。标准的肌肉美在于富有弹性和协调。肩、臀、胸部细小无力，以及身体某部分过度消瘦或过度发达，都不能称之为肌肉美。标准的皮肤美在于细腻、光泽、柔韧，看上去为浅玫瑰色最佳。当今社会，健身和减肥已经成了很多人生活中不可分割的一部分，这说明“以健为美”的医学人体审美观已成为当今世界社会的主流。

2. *以力为美*　“医学美之所以能给人以美感，就在于把人的生命活动作用于人的本质时，显示了人的生命的全部信息，即生命系统的和谐及其自由自觉的活力。因此可以说，医学美是在维护人的生命力的活动中体现出来的一种和谐信息”（摘自彭庆星、张建中 1988 年出版的《医学美学》）。现在人们不仅满足于生理健康美，而且追求身体的力量、速度、耐力、平衡能力、定向能力、柔韧性、协调性、灵活性、适应性等诸多方面的完满状态。追求人体的美的质感、量感、光感、立体感、动感、雕塑感等多种美的方面。因此，富有生命活力的现实的人体美，成了现代医学人体审美观的主要内容。

(二)“整体和谐美”是当代医学人体审美观的理想追求

1. *以“形体和谐”为美*　随着人们社会教育文化水平的提高，为人体审美造就了具有更高文化水准的审美主体。“形体和谐美”就成了现代人的追求。现代医学更侧重于美化人体，使人的形体在整体上更趋和谐。生理基本正常，但形态上还不够完美的人，开始要求施行锦上添花的美容手术。学者刘晓燕曾著文认为：“现代医学美学为整形外科打开了通往完美境界的大门，整形外科已不仅以娴熟的解剖功底而自傲，事实上，它已接受了现代美学。医学美学原则、美学标准已融入美容整形外科，成为医学美容学的基本原则。‘和谐美’标准成为美容整形外科医师们的手术设计、手术技巧的最高追求目标。”

2. 以“心理和谐”为美 医学的研究对象是人，因此，医学充满了人文精神。随着现代医学模式的确立，现代人类越来越意识到人的心理和社会适应的重要性。人体美基于生理，本质是文化问题，是人体审美实践中人的自觉组成部分。学者何伦在“体像学”研究中得出结论：“人体的美丑不仅仅在于客观生理的存在，还在于自己对自己身体的感受。重塑体像，建立良好体像的目的，不仅仅是为了解决体像问题，更重要的是解决生理、心理和社会等全方位适应和谐的问题。”现代人用整形美容改变自己的先天容貌和形体，很大程度是把它作为改变使人感到不能满意的特征，从而重新建立自我心理平衡，提高自信心和再生魅力的手段。

(三)“自然个性美”是当代医学人体审美观的时尚境界

1. 以“自然”为美 回归自然，追求人体自然美，在现代人已成为一种时尚和潮流。不少现代人认为，被大自然涂抹过的深色皮肤和充满生机活力的人体，才是最具有时代感和最具有魅力的人体。优秀的医疗美容师们，通过精心细致的雕琢而展现出的人体美的最高境界也是自然，是人化自然。诚然，再高明的医疗美容师“人工修饰”，也赶不上大自然的“鬼斧神工”，因为只有大自然才是最好的人体美容师。高明的整容医师同时也是艺术大师，通过他们独特的智慧和灵巧的双手，为人体设计整形，把人体最美的方面不着痕迹地展现出来，把医学和艺术在人体上有机的融为一体，使人在人体上不断发现关于生命的新形式和新变化。很多优秀的医学美容师已经在这么做了。

2. 以“个性”为美 人类在自身审美实践过程中，对“人体美”的发现，是人类认识活动中的自觉自由的重要组成部分，是人类审美意识苏醒的标志。随着现代社会的发展，中西文化的交融，社会由单一向多元的发展，再加上社会财富的增加、生活质量的提高，力求以个性的方式再现人体美成了社会进步的一个标尺和“晴雨表”。现代医学人体审美观是注重个性美的医学人体审美观，因为只有把人的修养、气质、个性、语言、心理素质等内在的、独特的、个性化的东西，通过形体的加工、修饰和改造，外在地显现出来，才是真正意义上的人体美。千篇一律的东西是没有意义的。科学和艺术在方法上最重要的分别，就在于艺术品是个性化的产物，而科学结论却是共同的东西。尽管现代医学实践必须以科学原则为基础，但同时又必须遵循个性化原则。世界上没有两片相同的树叶，也没有两个完全相同的人。人体千姿百态，人的心理也千差万别。人自身的修养、气质的历练、个性的发展、语言的表现、心灵品质的开掘，再加上形体的加工改造，只有这些因素有机地融为一体，这种充满生命朝气的人体，才是真正美的人体。因此，美容医师不能死板地用一个经科学定量调查得出的人体标准值作为衡量人体美的唯一标准。而应该在普遍意义“标准人体美”的基础上，针对不同的个体，用科学加艺术的手段，把医学审美理想导向自觉的医学审美创造，创造性地塑造出富有个性的人体美，不断追求更高、更美的境界。

五、现代医学人体美学的研究方法

医学人体美学的研究方法，涉及人体解剖学、体质人类学、文化人类学、人体形式美学等许多领域。医学人体美学的研究方法与艺术人体美学的研究方法虽有渊源关系，但两者无论在研究的内容还是手段上均有明显区别。概括起来，艺术人体美学主要应用有关形式美学的研究方法，而医学人体美学除了应用有关形式美学外，更注重定量的方法，从而极大地增加了医学人体美学研究方法的科学性，使医学人体美学建立在科学研究方法的基础之上，从而区别于一般艺术的人体美学。医学人体美学研究方法主要有观察法、测量法、人体解剖学方法、体质人类学方法、计算机图像处理方法及哲学抽象思维方法。

(一)观察法

观察法是研究者采用直观形式，有意识、有目的、有计划地对人体美的各个侧面或其整体进行的一系列感性研究活动，从而大量收集其感性材料，以系统描述人体美特征的一种经验研究方法。在观察法的实施过程中，研究者要全面运用自身感官来直接感知各种具体的人体美，包括个体的或群体的人体美，从而获得丰富的感性材料，进而形成概念，并加以判断、推理，以达到对各种人体美特征的概括性认识。

研究医学人体美的观察法可分为个体观察、群体观察和分类观察 3 种。

1. *个体观察*　个体观察是针对现实生活中某一个特定的典型个体之美，进行局部或整体的观察，从而认识其美貌特征。此方法适用于对美貌个体的个案研究。

2. *群体观察*　群体观察是指对一定范围内的社会人群的美学共性特征的观察。其范围大小不等，可以是一个家庭、一个村庄、一个学校、一个城市或一个地区。

3. *分类观察*　分类观察是根据观察的需要，将社会人群划分为不同类别，以比较其美的共性和差异性的观察。例如按性别、按年龄、按地区、按种族或按国度等分类观察。

(二)测量法

在医学研究中，测量法主要用于人体形态的研究，其主要方法有直观计量法和影像法两类。

1. *直观计算法*　采用各种传统计量工具，对人体不同部位进行直线、弧线、角度、弧度、面积、重量等点、线、面之间比例关系的测定。一般常用的工具有：直角规、弯角规、人体测高仪、三角平行规、量角器、卷尺、秤等。

2. *影像测量法*　是运用各种影像技术来研究人体形态美的方法。目前主要用于容貌美的测量。常用的有照片测量法、X 线头影像测量法、云纹影像测量法和立体摄影法等。

(三)人体解剖学方法

欧洲文艺复兴时期，达·芬奇首先使用人体解剖学方法研究人体美，从而发现了人体美的许多数据，并由此提出“人体是大自然中最美的东西”的著名论断。我国学者王志军、高景恒关于国人面部表层肌膜系统(SMAS)解剖学——美学研究成果即属此类研究方法。

(四)体质人类学方法

体质人类学是研究人类体质及其类型在各历史阶段变化与发展的过程及其规律的科学。体质人类学中的人种学和人体测量学的结合，可用于医学人体美的研究。19 世纪以来西方即有人用这种方法来研究人体美。我国学者何伦首先将体质人类学方法用于医学人体美研究。

(五)计算机图像处理方法

随着计算机的普及，计算机图像数字处理方法，也开始应用于临床。当前，数字图像以其快速、精确、可控性等特征已在诸多的医学领域中受到了重视并取得成果。颜面整形、正颌外科、美容外科等领域的专用图像处理应用软件也相继建立。在医学人体美的研究上迈出了崭新的步伐。例如 MR-qc 彩色电脑美容整形显像系统，适应了我国美容医学事业的迅速发展。

(六)科学抽象思维法

人体美研究不仅可以靠感性方法，还可以靠理性方法，从抽象到具体的方法，即从感性和具体出发，通过分析，由感性具体上升到理性思维的抽象，然后再通过综合，由思维的抽象上升到思维的具体的方法。医学人体美研究正是从现实人体美入手，通过各种科学手段和社会调查方法，从众多人体美中能动地、科学地抽象出其美学参数和规律，认识“人体美的标准”，构成一种关于人体美的科学观念，并反作用于现实人体美。科学抽象思维法已成为维护、修复和塑造现实人体美的重要环节。

六、研究医学人体美的基本原则

医学美学是一门多元交叉学科，不仅包括了医学和美学，同时还涵盖了哲学、心理学、社会学、人类学、文化学及历史学等诸多学科的相关内容。对于医学人体美的研究，也应该借助相关学科的发展，充分利用其他学科研究的新成果、新观念、新方法。在借鉴其他相关学科的同时，医学人体美的研究，也应该遵循一些相应的基本原则。

（一）社会学原则

社会学方法是研究美学的重要方法，这是被美学研究者们广泛认可的。这一方法起源于18世纪，当时的美学家们开始把审美同社会生活、社会风气联系了起来，以图从社会生活、时代精神中探索审美趣味的原因，认为审美趣味是由种族、环境、时代等因素决定的。人既是自然的人也是社会的人，人的审美取向在社会美中占有重要的地位。运用社会学的方法观察人体美现象的发生、发展、演变所依赖的社会条件和社会原因，才能真确认识人体美，树立健康的医学人体美学观。

（二）人类学原则

世界上有2000多个民族。每个民族都有其相对统一的生活方式，有共同的文化和语言、共同的风俗和习惯，这样就必然形成了共同的民族审美意识和审美心理，不同民族间的审美也就有了民族差异性。例如：中国人以黑头发、大眼睛、双眼皮、小嘴、削肩、身材纤柔的女性为美，这是受我国长期以来封建士大夫阶层对女性的审美取向影响而形成的民族审美观。而白种人则以金发、碧眼、高鼻、厚唇、身材丰腴的女性为美；黑种人以黑皮肤、卷发、平而宽的鼻子、厚唇、身材丰满的女性为美；汉族人以大耳为美；俄罗斯人则以耳小为美。所有这些对于人体美的不同审美标准，都是由本民族长期以来的文化、风俗所决定的。医学人体美的研究需要遵循人类学原则，就是根据不同的人种、不同的民族、不同的国家和地区人群在审美上的差异，来展开对医学人体美的研究。

（三）文化学原则

审美活动是人类文化系统中极富魅力的部分，人类审美是从自身观照开始的，我们对人体美的追求由来已久。在任何一个民族的文化史中，我们都能从绘画、雕塑、舞蹈、诗歌中找到大量以人体为题材的作品，很多博物馆中都收藏着关于人体美的艺术精品。古往今来，人体文化总是和人体审美同步发展，人体美学就是人体文化的一个组成部分。人类对人体的审美是一种文化现象，它的形成和发展需要一定的文化氛围，这个氛围包括民族思维、意识形态、风俗习惯等。这些内涵分布于特定的人群之中，而这种文化形态决定人们的行为、观念，也决定人体审美的意识。人体审美意识从原始社会开始觉醒，之后就一直受到各个历史时期文化的滋养，不断发展，不断提高。人类对人体的审美意识也折射出了人类文明进步的光芒。

当代人的审美意识从传统的审美观（以精神人格的自我完善为美）向全面的审美观转变，人们不但要求内在美，而且非常重视自身的形象及外表的美。这反映了人们从单纯欣赏人体美到自觉创作人体美的主体意识的重大转变，而这一转变又会促进人类自身健康水平和文明程度的提高。

文化环境的不同使人们的人体审美意识产生差异，而不同文化的碰撞又会逐渐使人们的人体审美意识趋于一致。任何文化都存在着对以前文化的继承和发展，而随着世界的融合、现代传播媒体的普及，曾经广阔的世界变成了地球村，同一时代不同文化之间的频繁交流，都会使得人类共同的文化心态开始增加，人体审美意识也就形成了很多共同点。

研究医学人体美必须充分考虑到社会文化环境对人体审美意识的影响，必须遵循文化学原则。

（四）性别原则

人类对人体美的审美意识、审美情趣和审美追求最早起源于性的吸引，进而才产生和形成了性感和性美感，这是人与人之间最直接、最自然的审美关系。性美感是从性心理和审美心理相结合的角度对异性美的观照，完整的性美感是形态美和行为美的统一。

在男性为中心的社会中，性美感主要是以女性美为审美对象的。女性以后天修养和健美修饰作为实现女性美感的重要手段，男性则处于审美主体的地位。人类的性美感贯穿于与异性接触的整个过程中。性美感是人类高层次的精神愉悦，这种审美倾向于含蓄与深刻，是人的一种理想化的观感。性美感的意义在于性与美的结合，在于性心理与审美情趣的统一，是人类区别于其他动物的重要标志之一。自然的人，有生物的性冲动和对异性的渴求；而社会的人，又要求欲望、行为应符合社会道德、法律和行为规范。这也是人和其他动物的根本区别之一。

对人体美的审美意识中包括很大一部分的性美感，是人体美中那些带有明显性成分的各种因素的综合体现。越是性感的个体，其魅力就越强，其人体就越美。研究医学人体美，需要对性感和性美感进行引导，使之升华，将性与美的追求结合，引导人们树立正确的人体审美观。

第二节　人体美与健康

医学美学所研究的医学人体美，是现实生活中具有生命活力的人体之美。这种人体美，势必与健康息息相关。

一、人的全面健康是人体美的基础

健康是人体美的首要条件。病态的美，是不为大部分人所接受的。健美才是真正的美。

（一）生命活力美是医学人体美的核心

人作为一个有机生命体，是自然生命力的最高层次的表现。人的活动，即是有生命的人的活动，其实只是人的生命活力的外在表现。而生命力又包含着一个物种的全部特征。人之所以是一个整体，就在于人的生命存在于有机生命体的活动之中，因此，人的整体性，就是人的生命活动的全部特征，是人的生命活力的外在整体的集中表现。

整体不是各种要素杂乱无章的堆积，而是整体的各要素合乎规律的有序集合。人作为一个有机的整体，就是人的各要素合乎规律的有序集合，即人的生理、心理结构与功能的合乎规律的有序集合，表现为其形式的均衡、和谐和统一。这显然是一种美，一种自然生命力的最高层次的美，一种人的生命力的美，并给人（包括其个体和社会群体）以生命活力之美感。

人体的健美是强大生命力美的外在表现。人的生命力所推动人的一切行为活动，是人的自由自觉的活动，有意识的活动。这是人的生命活动区别于动物的生命活动的根本特征。由此可见，任何社会实践都是人的生命活力的全部特性的体现，它包含着人的生命活力美感的全部信息，也包含着自然生命力的全部信息。

人及人的活动是自然生命力通过人来施展的现实，是自然生命力的升华。当人们接收到这种信息时，就能从有限中见到无限，在刹那中见到永恒，从而唤醒人的审美意识，产生美感。人体美之所以给人以美感，就在于人们接受了人的生命活力这个本质所反映出来的那些和谐信息。医学美之所以给人以美感，就在于把人的生命活动作用于人的生命本质时，显示出了人的生命的全部信息。即生命机体系统的和谐及其自由自觉的活力。因此，人体的健美就是强大生命活力的外在表现；健美的人体就是人的生命活力所培育出的一朵朵生命之花。

人的健美是人的生命活力美的突出表现。人体健美的形成，对于该生命个体（人）的生命史来说，是一种可贵的生活机遇，也是一种导致良好审美情趣的内在条件和环境；对于其他生命个体（人）来说，又是他们的一种可贵的审美对象，也是一种导致他们形成良好审美情趣的外在条件和环境。总而言之，人体健美的存在，无论对于该个体还是其他个体或群体来说，都提供了一种特定的良好的审美境遇，并有助于各自的审美情趣由低层次向高层次升华。

（二）人的全面健康是人体美的基础

人体美与一般的美不同，具有功利性。人体的美，不但要符合美的规律，还要能够执行正常的人体功能。也就是说，人体的美必须拥有保持人体健康的功能，必须以人的健康为基础。因此，人体美必须是健美。

1. 健美人体的内涵　健美的人体是在健康状态下的形态结构、生理功能、心理过程和社会适应等层面上全方位合乎目的的协调、匀称、和谐和统一的人的有机整体。随着医学模式的转变，人们的健康观念也发生了根本的变化。健康，不应仅仅是没有疾病，而且是精神和社会适应也要处于完满状态。为此，联合国世界卫生组织为了人类的健康确定了 10 条标准，其中有 6 条是属于生理健康方面的内容，有 4 条是属于心理健康方面的内容。新的健康观念要求人们不仅要关注身体的健康，还要注重心理的健康。健康在人体美中占有举足轻重的地位，健康是人体美的根本所在。美是健康的外在表象，健康的美是充满活力的，健康的美才是真正的美。

2. 健美人体的基本特征　在医学人体美学中，人既是审美的主体，又是审美的客体。作为主体，人具有审美能力，可以从事审美活动；而作为客体，当健美的人体被观照时，它应该具有如下基本特征。

首先，从整体性审美观点看，健美的人体是一种和谐统一的有机整体，即通常所说的“人体的和谐统一整体美”。它主要表现在局部与整体、局部与局部、机体与环境、身体与心理等对应关系的协调、和谐上。这种特征，只有健康的人才存在，伤病者不具备或不完全具备。

其次，从形式美的角度看，健美的人体具有均衡、匀称的形态特征，即通常所谓的“体态美”。它主要表现在左右对称、比例均衡、线条柔和、体形均匀、动作协调、眼神炯炯等形式上。例如头长为身长的 1/8，肩宽是身长的 1/4，臂展等于身长，大腿的正面厚度等于脸宽等；又如脸部的长宽比、躯干的长宽比、乳房所在位置上下长度比、脐之上下长度比等比例关系，都符合“黄金比例”，即 0.618∶1的近似值。

再次，从人体美的本质层面来看，健美人体之美是“人体的本质力量”在人的生命活动中的能动的升华和展现，这是人体美的本质所在，也是美的本质所在。生命是人体美的载体，健康是增进人体美的基本条件，疾病和衰老使人体美感减弱，死亡使人体美消失。

二、人体的美丑影响人的健康

健康是人体美的基础，美的人体必须是健康的，人的健康程度会影响人体美的质量。同样，人体的美丑也会反过来影响人的健康。人体的美丑会对人的健康产生重要的影响作用，这是人体美与人的健康相互关系的另一个重要方面，这也是美容医学最终得以独立并蓬勃发展的基础，符合医学的终极目的。

不同的人体审美观、人对自身形体美的关注，客观上带来了人的健康问题。如果人过度肥胖或过度消瘦，不仅他人觉得不美观，自己觉得不美观，同时也会对自己的生理、心理、社会适应能力等健康问题带来一定的消极影响。肥胖和消瘦，在带来如前所述生理健康问题的同时，也容易引起人的孤僻、自闭、不自信等心理及社会适应等方面的问题，严重的甚至可以导致心理疾病或是无法适应社会。

当然，另一个方面，从医学服务健康的角度看，关注生命、维护健康同样也是美容医学的应有之义。医学自产生以来，就以维护生命、消除疾病、增进健康为根本宗旨，当美与健康发生冲突时，应该以健康为首要目标；从就医者角度来看，一个人首先应该关注的也应该是自己的健康，不能一味地追求外在美而置自身健康于不顾。

如上所述，我们应该树立科学的医学人体审美观：人体美必须以健康为基础，追求健康活力美、整体和谐美，以健为美，以力为美，以自然为美，以个性为美。

第三节　现代医学人体美的研究

医学审美的对象是医学人体美，这不同于雕塑、绘画等其他审美活动。人是具有丰富的社会情感和思维能力，具有强大的生命力的个体，人体美是自然界最深刻、最均衡的一种美。医学人体美的研究，涉及人体的诸多方面，其中的以下几个方面，反映了形式美法则在医学人体美中的体现和应用。

一、人体美与黄金分割

黄金分割，又称为黄金比、黄金律或黄金段。医学美学家们认为，符合黄金分割的人体比例总是最美的，人体美是黄金律的天然集合。

(一)黄金分割的由来

公元前 6 世纪，古希腊著名数学家、哲学家毕达哥拉斯及其学派就研究过正五边形和正十边形的作图，据此我们推断他们已经知道了黄金分割。公元前 4 世纪，古希腊数学家欧多克索斯第一个系统地研究了这一问题，并建立起了比例理论。公元前 300 年左右，古希腊几何学之父欧几里得在撰写《几何原本》时，提出了 J＝1.618，这是对黄金分割最早的论著。这一形式美法则的比例，被古希腊著名哲学家、美学家柏拉图誉为“黄金分割律”，用黄金二字来形容该比例的神奇和重要。16 世纪欧洲文艺复兴时期，称这一比例为“上帝的比例”。直到 19 世纪，黄金比例这一名称才逐渐通行。

(二)黄金分割与人体美

人体美自古以来就是人类普遍欣赏和追求的一种美，从古希腊开始人们就对人体美进行探索，发现人体的很多比例都符合黄金分割。我国当代学者对人体黄金分割的研究有了更大的进展，发现健美人体在容貌和形体结构中有许多与黄金分割相关的点、矩形、指数、三角形，总结归纳为12个黄金点、8个黄金矩形、6个黄金指数和4个黄金三角。

1. **人体黄金点** 黄金点是一个线段的短段与长段的比值为0.618的分割点。

(1)脐点：头顶至足底的分割点(上短下长)。

(2)喉结：头顶至肚脐的分割点(上短下长)。

(3)膝关节点：足底至肚脐的分割点(上长下短)。

(4)肘关节点：肩峰至中指指尖的分割点(上短下长)。

(5)乳头点：乳头垂直线上锁骨至腹股沟的分割点(上短下长)。

(6)风市穴：双手自然下垂中指指尖所指部位，为足底至头顶的黄金分割点(上长下短)。

(7)眉峰点：眉梢至眉头的分割点。

(8)眉间点：发际至颏底之间上1/3与下2/3的分割点。

(9)鼻下点：颏底至发际之间下1/3与上2/3的分割点。

(10)口裂点：上下唇闭合时口裂的中点，为鼻下点至颏点之间下1/3与上2/3的分割点。

(11)口角点：口裂所在水平面部线段左(右)1/3与右(左)2/3的分割点。

(12)颏上点：颏唇沟正中点，为鼻下点至颏下点之间下1/3与上2/3的分割点。

2. **人体黄金矩形** 黄金矩形是宽与长的比值接近0.618的长方形。

(1)躯干轮廓：肩宽与臀宽的平均值为宽，肩缝至臀底间距为长。

(2)头部轮廓：头宽(两颧弓外突点间距)为宽，头高(颅顶至颏点)为长。

(3)面部轮廓：眼水平线面宽为宽，发际点至颏点间距为长。

(4)手部轮廓：手指并拢时，掌指关节连线为宽，腕前横纹至中指尖间距为长。

(5)外鼻轮廓：鼻翼为宽，鼻根点至鼻下点间距为长。

(6)口唇轮廓：上下唇峰间距为宽，两口角点间距为长。

(7)外耳轮廓：对耳轮下角水平耳宽为宽，耳轮上缘至耳垂下缘间距为长。

(8)上颌前牙轮廓：上颌中切牙、侧切牙、尖牙最大远近中径为宽，牙面长为长。

3. **人体黄金指数** 黄金指数是指两条线段的比例关系接近0.618。

(1)四肢指数：上肢长(肩峰至中指尖)与下肢长(髂嵴高点至足底)之比。

(2)目面指数：两外眦间距与眼水平线面宽之比。

(3)目唇指数：两口角点间距与两外眦点间距之比。

(4)鼻唇指数：鼻翼宽度与口裂长度之比。

(5)上下唇指数：在面部中线，上、下红唇高度之比。

(6)切牙指数：下颌切牙与上颌切牙远近中径之比。

4. **人体黄金三角** 黄金三角是指底与腰之比接近0.618的等腰三角形。

(1)外鼻正面观三角形。

(2)外鼻侧面观三角形。

(3)鼻根点与两侧口角点组成的三角形。

(4)两肩端点与头顶点组成的三角形。

黄金分割这一神奇的、饱含美学因子的人体美学参数，是评价人体形式美的重要依据，对临床医学尤其是美容医学的实施，能够起到积极的指导作用。当然，人体作为自然界的一种最完美、最复杂的存在形式，黄金分割只是作为标准人体或理想人体的尺度比例，应允许其有一定的变化幅度，只要在一定范围内，都认为是美的，不能太过教条化。

二、人体的比例美

人体的健美，主要通过身体各部位之间及局部与整体之间的比例关系得以呈现，比例是影响人体美的众多形式美法则中的基本法则。比例是实现人体框架各部分和谐的基本因素。对我国战国时期美男子宋玉所谓“增一分则太长，减一分则太短”的描述，指的就是这种比例关系。人体各部分如果比例得当，就会有“匀称”的感觉，就会产生美感。但因种族的差异，人体比例美的标准，也有所不同。

（一）达·芬奇人体比例学说

艺术大师达·芬奇用自然科学、解剖学和数学统计的方法，提出了人体美的比例标准，即：头长为身高的1/8，肩宽为身高的1/4，两臂平伸的长度等于身高，两腋的宽度与臂长相等，乳房与肩胛骨下端位于同一水平线，脸宽等于大腿的宽度，跪下时高度减少1/4，卧倒时为1/9。达·芬奇的这一观点至今仍是十分有价值的，可以作为衡量人体美的一般比例标准。

（二）弗里奇人体比例学说

弗里奇是德国体质人类学家，他提出女性白种人的身高与其他部位的比例等于：7只脚长、8个头长、9只手长或10个脸长（发际至颏下点）。

（三）巴龙通人体比例学说

巴龙通人体比例学说是近代比较流行的人体美标准之一，其主要观点是：成年男性身高为7.5个头高，头至臀为4个头高，肩宽一般小于2个头高，肩至肘、掌根至中指尖等于1个头高，髋宽为1.5个头高，膝以下为2个头高。

（四）阿道夫·蔡辛人体比例学说

德国数学家阿道夫·蔡辛于20世纪50年代首先提出了人体中的“黄金分割律”，与现代学者对人体结构黄金分割规律的总结基本一致。

（五）我国的人体比例标准

我国学者针对中国成年男女的身体比例，研究发现：身高等于7～7.5个头长，女性略矮。从头顶至颏下点为1个头长单位，从颏下点至乳头线与乳头线至肚脐大致相等，约为1个头长单位。两肩之间的距离约为2个头长单位，上臂长约为3/4头长单位，前臂长约为1个头长单位，手长约为2/3个头长单位。下肢从髋关节的大转子至膝部的髌骨中点与从髌骨中点至足跟长度大致相等，约为2个头长单位。人体的1/2处在耻骨联合。年龄越小头所占比例就越大，少年身高约为6个头长。

三、规律与人体美

除了上述的黄金分割和比例学说外，古今中外对人体美的研究，还总结出了一些其他的规律。

（一）$\sqrt{2}$规律

$\sqrt{2}$规律也是一种人体比例美，这种比例是由日本学者提出的。Nakajima报道了对7名日本公认的美貌女性的面部进行测量，结果发现，以虹膜为基数，从水平和垂直方向测量鼻部、唇部、眼部、面部等位置都存在$\sqrt{2}$规律（$\sqrt{2}=1.414$），即面部各部分比例接近1.414及其数列。

面部水平测量，以虹膜宽度为1，则以下结构依次为上一结构的$\sqrt{2}$倍，形成等比数列：中线至鼻翼点距离、鼻孔外点间距、鼻宽度、鼻尖至口角、鼻尖至下唇缘、上唇缘至颏点、鼻尖至颏下点、眉至下唇缘、发际线至口角。

后来我国学者殷新民发现，上前牙宽度与各面部器官间距之间也存在$\sqrt{2}$比例关系。如上前牙宽度∶瞳孔间距∶外眦间距＝1∶$\sqrt{2}$∶2。临床上，当全口义齿选择人工牙大小时，就可以用上前牙总宽度＝外眦间距÷2的公式来计算。

（二）"三庭五眼"规律

我国古代画论《写真古诀》中提出的"三庭五眼"规律，是中国传统美学思想有关人体容貌美的标准典范。如今，"三庭五眼"的面型审美比例标准，仍是我们遵循的基本原则。何为"三庭五眼"？所谓"三庭"，指颜面的高度，从发际正中点到眉间点、眉间点到鼻下点、鼻下点到颏下点，三者之间基本相等，各为"一庭"。所谓"五眼"，是指颜面宽度在眼水平线上为5个眼裂的宽度，即两内眦间距、2个眼裂、双侧外眦至面部外侧游离缘长度相等，各为1个眼裂宽，共"五眼"。

"三庭五眼"是判断人的容貌美与丑的一般标准比例，如果与此比例差异较大，则容貌美就会大打折扣。如有人眉间到鼻底的距离明显短于另外两部分，则鼻子就会显得特别短；如果有人两眼间距明显大于1个眼长，则会显得五官布局松散、缺乏紧凑感，给人以憨傻的感觉。

四、人体曲线与轮廓美

人体的线条是构成人体形态美的基本要素之一。构成人体的线条有直线、折线、曲线3种，每一种线条都有各自的审美属性，其中以曲线与人体美的关系最为密切，人体曲线是人体美的重要表现形式。通过观察我们发现，人体中我们能找到几乎所有美的曲线，如卵圆形的脸部曲线、S形的乳房和腰臀曲线、自然放射状的唇和额部曲线等。

曲线的类型有很多，如波纹线、螺旋线、抛物线、双曲线、横曲线、竖曲线、圆曲线等。曲线是表达美的一种常用形式，可以给人以流畅、变化、柔和、轻巧、柔美的美感。

并不是所有的曲线都能够产生美感，研究发现，只有合乎一定美学规律和与某些数学函数公式相关的曲线才是美的。相反，杂乱无章的曲线则会成为一种干扰，毫无美感可言。可以引起美感的曲线主要有：抛物线、椭圆曲线、双曲线、S形曲线、渐变的曲线及法国曲线（指一类基于对数或指数函数规律的曲线）等。

曲线可以给人以赏心悦目的感觉，人体曲线美更是如此。人体曲线之所以美的主要原因有如下5个方面。

（一）曲线是美的多样统一

多样统一即是和谐，这是形式美的最高法则。曲线美的内涵，无论从广度还是深度上，都符合这一形式美的基本特征。人体的曲线更是多样统一的典型代表。人类因为进化、直立行走、手足分工，肌肉和骨骼的协调形成了一种特有的曲线美。如弯弯的双眉、炯炯的双眸、上翘的睫毛、挺拔的鼻梁、形似飞燕展翅的唇弓、略翘的口角、稍圆的脸庞、高低起伏的面部轮廓及所有这些器官丰富多彩的表情变化，无不蕴含着强烈的曲线之美。而西方最富盛名的维纳斯女神像，其极富性感魅力的S形曲线，正是女性曲线美的典型代表。

（二）曲线具有强烈的动态感

"曲线能给人的眼睛一种变化无常的追逐，从而产生心理乐趣"。处于运动中的曲线，如潮起潮落、云卷云舒、轻摆的垂柳、欢快的游鱼等，都很容易使人产生美感。即使是静止的曲线，也蕴含着动态的美感。“山舞银蛇、原驰蜡象”就是最好的例证。名画《蒙娜丽莎的微笑》，正是因为画中人物柔美的面部曲线所展现出来的神秘的、淡淡的微笑，而使人赞叹，闻名于世的。

人的曲线之所以富于美感，也是因此。两眉轻扬、双眸流转、琼鼻微皱、笑靥隐现，这样动人的容颜；呼吸起伏、四肢灵动、丰乳隆臀，如此美丽的身姿。所有这些，都是人体曲线美的展现。

（三）曲线能给人以联想、满足和快慰

曲线以它的多样的变化形式、蜿蜒流动的趋势，唤起人在情感上的跳跃，以及各种各样的联想、推测，从而使人产生满足和欢快之感。弯弯的小路、清澈的小溪，让人觉得清新、幽静；风吹草低、万马奔腾，使人感到阔达、豪放；风摆垂柳、蝶舞翩翩，叫人感觉浪漫、温馨。

人体的曲线之美更加富于情感变化。灵巧的双手、浑圆的肩膀、修长的大腿、柔韧的身体，尤其是女性人体上所体现出的多层次、多线条交融在一起而组成的和谐的曲线美，更是人体曲线美的“造化之巅”。于是，农夫渴望“素手调羹”，书生幻想“红袖添香”。认识和欣赏人体曲线美无遗可以给人最美的享受。

（四）曲线具有修饰、软化其他线条和角形的作用

曲线可以使两条对立的线条和一些不和谐的线条和谐起来。如一横一竖两条直线，形成直角，两条线完全对立，显得呆板。若将它们的连接处变成曲线，它们之间的对立状态就会减弱，从而和谐起来，增添了美感。

生理学研究发现，人眼在看横线时比看竖线省力，在看曲线时比看横线省力。曲线可以给人眼一种特有的视觉效果，使人感到轻快而愉悦。人体的线条中，并不完全都是曲线，但是所有的线条都受到了曲线的修饰，因而呈现出了整体的和谐之美。

（五）曲线可以让人联想起自身的线条特征

曲线之美，显现了美的本质，而美的本质即人的本质。所以，曲线之美是人的本质特征的对象化或自然的人格化。我们经常习惯把人体的某个部位的曲线，比作自然界中的物体，如柳叶眉、杏核眼等；也经常把自然界中的曲线，比作人体的某个部位，如天上的弯月像笑脸、随风的垂柳像发丝等。所有这些对比，都是我们对自然界曲线和人体曲线的联想和观照，之所以会有这样的联想，是因为自然界中的曲线更加形象和具体，而人体的曲线则更加的熟悉和亲切。

对于人体曲线来说，男女两性是不同的。女性以柔为美，所以女性体型柔润、曲线分明、凹凸有致；而男性则以刚为美，所以男性体型健壮、轮廓刚硬、肌肉发达、线条清晰。

第四节　容貌是人体审美的核心部分

容貌又称相貌、面貌、容颜，是指人的头面颈部及五官的轮廓、形态、质感及其神态和气色。容貌居于人体之首，是人体最袒露、最引人注目的部位。容貌是展示人的心灵、情感及个性的窗口。容貌之美，是人体美中最重要的组成部分，是人体审美的核心和主要对象。

一、容貌的审美功能

研究容貌的任务，就是通过医学基础的研究，探究容貌美的解剖生理学特征，以寻求美的容貌的形态学规律和特点，并在其指导下充分运用医学美容的技艺手段，来更好地维护、修复和再塑容貌美。基于此，试将容貌的基本审美功能归纳如下。

(一)容貌是接受外界美感信息的“主渠道”

人的容貌，集中了视觉、听觉、嗅觉、味觉、触觉等主要感觉器官，是人脑接受外界美感信息的最重要的通道，是美感产生的基础生理部位。人体对外界信息的接受，绝大部分是由五官完成的，其中视觉、听觉占主要地位(90%以上)。人的眼、耳、鼻等远程感官，是最先接受外界美感的生理器官。如果某人的眼、耳、鼻异常，外界的美感信息传递受阻，也就谈不上美感的产生。

人类的五官感觉不同于动物的五官感觉，其根本原因在于它们能够产生具有人类特征的美感效应，在于它是“有意识的”、受人的意识所支配的。人类的美感、审美意识、审美兴趣等只有依赖容貌中的“五官”的参与和感知才能获得。

(二)容貌是人的内外情感流露的窗口

人的容貌五官不仅是接收外界美感信息的主渠道，而且是人类内在美感信息输出的重要部位。人类的容貌蕴含着极为丰富的美感信息。人与人的交往主要是通过容貌五官来实现的。作为感情动物，人类表现情感的外部器官，也主要集中于容貌五官。人的喜、怒、哀、乐等各种情感，无不与容貌五官的表情紧密相连，例如“含情脉脉”“暗送秋波”等都是各种感情通过眼睛的流露，又如“皓齿红唇”“粉面朱唇”等则是由唇表达出的一种特殊的美感。由此可见，容貌五官是情感表达和传递的窗口。

(三)容貌是人类个体识别的主要依据

人类的容貌各有不同，由于其结构比例、五官分布、肤色、质感、表情、风度、气质等方面的不同形成了千差万别的容貌，各具不同的个体和个性特征，于是，暴露在外的容貌成为人们相互识别的主要标志。人们在社会交往中，第一步是相互认识，而认识过程中，目光扫描的首先是对方的容貌。容貌给人以第一印象，容貌的个体特征是人们彼此记忆的主要依据。容貌美也如同容貌一样，都是具有鲜明个性特征的。一直以来，没有任何一个人可以给容貌美一个普遍的、绝对的标准，这也正是人们追求容貌美的重要原因之一。

(四)容貌是人的心理和社会状态的集中反映

人们如此重视容貌美，还因为容貌是人的生理、心理及社会适应状态的集中反映，同时，容貌也会对人的生理、心理及社会适应等产生不可忽视的影响。

在人际交往的过程中，容貌给人以第一印象，因此，美的容貌经常容易给人以愉快的视觉形象，而赢得更多的好感、信赖感和倾慕感，从而有利于人际间关系的进一步开拓。“美是比任何介绍信都有用的推荐”，在当今激烈的市场和人才竞争中，用人单位在招聘员工时，在其他条件相同的情况下，往往更倾向于挑选容貌娇美者。

容貌美的人，经常更加自信、自尊，也会更加热爱生活，与人交往时可使对方产生好感而有利于人际交往的深入。身体器官尤其是容貌的任何损害，都会给人带来一定的心理创伤。有些人因为容貌缺乏美感或畸形，就会背上非常沉重的心理负担，甚至自卑、自弃，而导致性格孤僻、自闭，有的甚至会影响婚姻、社交、工作或职业的选择。

(五)容貌是人体审美的主要目标

容貌美是人体美中最吸引人的部分，人们在评价一个人漂亮时，所指的特定部位就是容貌。容貌集中突出地反映了人体美的所有形式和内容，诸如比例、对称、均衡、节奏、多样统一、动静相合及生命活力美感等。因此，容貌是人体审美的主要目标。

当然，仅仅容貌美是不够的。容貌较优者，应同时具有与美貌相称的良好品质。我们在追求容貌美的同时，还应该追求优良的内心品质，使自己具有热忱、诚信、和善、优雅的内在美，使美不只流于表面，使美的魅力更加持久。只有当外在容貌美和内在心灵美和谐统一时，容貌美才能真正成为富于感情与生命力的完美整体。

二、容貌的静态美特征

容貌美，是指面型(头型)、眼(眉)、鼻、口(齿)、耳及皮肤的综合之美。关于容貌美的概念，彭庆星教授认为，容貌美是指容貌在形态结构、生理功能和心理状态的综合作用中所体现出来的协调、匀称、和谐统一的整体之美，只有容貌的形态结构、质感、气色等构成的外在美和精神心灵体现的内在美融为一体，容貌美的真正内涵才能得以充分的显示。

为了更深刻地认识容貌美的问题，我们可以分别从容貌在静态和动态两种状态下的美感进行研究，这也是当代容貌美学研究中的重要课题。

(一)容貌的结构与形态

容貌的结构，主要包括颅面的骨骼、肌肉、皮肤、毛发及五官，人类头面部组织器官的结构完整和生理功能健全，是人的容貌美的基础。

面颅骨共有 15 块，对构成面部形态起决定作用，它们位于颅骨的前下方，共同构成面部的整体框架结构，由它们形成的眉弓、颧骨角、颧弓、骨性鼻腔、骨性口腔、下颌角、颏结节及牙齿等对容貌外形影响较大。颅骨随年龄变化，有性别差异，婴儿面颅骨较小，成年男性颅骨较粗大，女性则相对较圆钝。

面部的肌肉有表情肌和咀嚼肌，对容貌外形影响较大的是咬肌和颞肌。浅肌腱膜系统(SMAS)，是头面部的一个皮下纤维膜状结构，它与多数表情肌相连，为面部除皱术提供了重要的解剖学基础。

容貌，狭义上仅指上起额部发际，下至舌骨水平，左右达颞骨乳突垂直线的颜面部；广义上，则包括整个头部。

容貌形态，主要由面部的整体形态和五官形态决定。动态的表情变化，对容貌美也有一定的影响，其影响程度的大小依次体现在眼、口、眉、鼻和耳等部位。

容貌，从形态归纳起来可分为基本形态和表情形态两部分。基本形态又包括整体形态(如头部、面部、发部的各个角度)和五官形态。而表情形态：①按部位分，可分为额部、眼部、口部；②按状态分，可分为静态和动态；③按情绪分，可分为喜、怒、悲、恐、惊、恶等。

(二)容貌结构形态美的基本特征

头面组织结构是容貌美的基础，其形态学特征是容貌美学研究的主要内容，也是评价容貌美的主要依据。

很少有什么事物的美符合几乎所有形式美的法则，只有人体美天然地集所有形式美法则于一身，并特别在容貌美中集中地、突出地体现和反映出来。

对容貌美的评价应该是立体的、多视角的，容貌美的意义也应该是多层次的，但容貌仍具有其客观存在的形态结构美的特征。

1. 容貌的对称美　对称是整体的各部分之间布局相称和相适应，是容貌美的重要形态标志之一。人类的容貌以鼻梁中线为轴，整体体现了对称美的原则，诸如眉、眼、颊、鼻、口、耳等部位都是对称的。

容貌的对称形式有镜像对称和点状对称两类。

(1)镜像对称：是指对称两侧具有高度的一致性，犹如镜面中反射出来的物像与现实的物体完全相同那样。容貌如不符合镜像对称，则一定会破坏容貌美，若一侧眉高一侧眉低、两眼大小不一、双耳形态各异、鼻梁明显偏斜，容貌就会失去应有的美感，其原因就在于两侧失去镜像对称和平衡。

(2)点状对称：是对称的另一种形式，如几何学中正弦曲线及自然放射状曲线等都是点状对称的代表，同样可以给人一种平衡感。容貌结构中，前额、眼睑、口唇周围就存在着这样的放射性线条，形成了一种特殊的点状对称。

容貌的对称不仅仅体现在静态结构的对称上，同时也可以体现为动态的协调一致：眉展眉舒、双睑的开合、两侧眼球的运动、口唇的开合及表情形态都蕴含着对称美的内涵。

容貌的对称，是相对的，人的面部只是基本对称。倘若人工造出一张完全对称的脸，其结果也只能是呆板而毫无生气的。

2. 容貌的比例美　容貌美基本结构特征之一，是面部局部与局部、局部与整体之间具有一定的比例关系，符合比例美的原则，从而达到容貌形象的特殊和谐性、严整性和完善性。

关于容貌美的比例研究由来已久。我国古代关于“三庭五眼”的记载、日本学者发现的容貌美$\sqrt{2}$规律(即面部各部分比例接近 1.414 及其幂数列)等，都是关于容貌的比例美的例子。近代的西方学者迈克·康宁在对面部进行数学分析研究后，提出了“容貌美方程式”。他提出在容貌的比例关系中，如果差异$>5\%$即可影响面部的魅力；如果差异超过10%，则其吸引力就大大降低。

3. 容貌的和谐美　和谐即多样统一性，是形式美的最高法则。“多样”体现了美在总体中所包含的各部分在形式上的变化和差别；而“统一”则体现了各部分在总体美组合关系中的一致性和整体联系的统一性。

人的容貌美蕴含着极为丰富而深刻的内容，诸如头型、脸型、发型、眉形、眼形、鼻形、耳形、口形、牙形、肤色之美，以及上述各方面动静两态所体现出的双重美学特征等。虽然容貌五官各部形态及美的特征各异，但只有这些局部与局部、局部与整体协调和谐的统一在容貌美整体格局中，才能体现出美的容貌所具有的独特魅力。

容貌美本身要求整体的协调。高鼻梁是公认的美的特征，但如果一个中国人长有一个像俄罗斯人那样挺拔的鼻子的话，就并不一定美了。眉、眼、鼻、唇、齿、耳等都是组成容貌的重要器官，从美学角度上看，其中的任何一个，其形态对人的容貌都有影响。但是，容貌美不仅与单个器官的美有关系，而且还有一个整体“搭配”的问题。各器官之间的位置关系是否恰当，比例是否适度，整体是否和谐，这才是构成容貌美的更加重要的因素。

容貌美的整体并不是各局部之间的机械相加，而是各按其生理功能需求各司其职，按照一定的美的规律各安其位，通过多样统一的组合，构成一个和谐的整体。一个人的容貌，可能就局部而言是无可挑剔的，但构成容貌的整体却并不一定美；反之，也可能就某一局部看来并不完美，但在整体布局及其他部分的衬托下却显示出和谐之美。

4. 容貌的曲线美　美蕴藏在曲线之中，曲线之所以给人以美感和愉悦，是因为曲线美在于它的多样统一，在于它具有强烈的动态感，具有修饰、软化其他线条和角形的作用，在于曲线给人以欢快和联想。

人的容貌处处蕴藏着曲线美的魅力，弯曲的双唇、富于弧度的重睑、蜷曲闪动的睫毛、形似飞燕展翅的唇弓、微翘的口角、突出醒目的鼻、高低起伏的面部轮廓、丰富多彩的表情变化及按一定规律组合的各局部优美协调的运动，再辅以美的质感、量感、色彩、立体感等构成了容貌特有的曲线之美感。

(三)容貌各部位的美学参数

容貌的美学参数来源于对美貌人群的测量，并为美容医学的临床实施提供重要的参考数据，美的容貌的各个局部都有其具体结构美的标准和美学参数。

1. *眼的美学参数*　一般眼的宽度即睑裂左右径为 30～40mm，两眼内眦间距为 30～36mm，眼裂上下径为 10～12mm，上睑缘与眉毛间距为 15～20mm。外眦应较内眦略高，内眦睑裂角在 48°～55°，外眦睑裂角在 60°～70°。角膜露出率一般为 50%～80%。平视正前方时，上睑覆盖角膜约 2mm，下睑与角膜下缘相接触。角膜直径为 12～13.6mm，平均露出直径 11mm 左右。上睑最高处在上睑缘中内 1/3 交界处，下睑最低处位于下睑缘中外 1/3 交界处。

2. *眉的美学参数*　眉位于上睑与额之间的眶上缘，自内向外呈弧形。男性近乎位于眶上缘处，女性则大多位于眶上缘上方。眉的内下缘位于鼻侧眶上缘处，外缘位于鼻翼外缘到外眦的连线上。眉的内侧较密而圆，外侧较稀疏。男性的眉较粗密，近于平直，以剑眉、浓眉为美；女性的眉较细疏，内外缘处于同一水平线上，以柳叶眉、蛾眉为秀。

3. *鼻的美学参数*　鼻的形态与种族有关。中国人的颜面较纤巧，鼻梁以小巧细窄为美。女性微凹略呈弧形，略翘。鼻的长度约为颜面的 1/3，正常人鼻长一般为 6～7.5cm；鼻的宽度即两鼻孔外侧缘间距，一般相当于鼻长的 70%。鼻根部鼻梁的高度男性约 12mm，女性约 11mm。鼻尖高度，男性 26mm 左右，女性 22mm 左右。鼻唇角一般为 90°～120°；额鼻角为 120°～135°。

4. *口唇和颏部的美学参数*　上唇较下唇略宽。成年男性唇高 20～26mm，女性略低 2～4mm，口角位置在两眼平视时瞳孔中点向下延伸的垂线上。通常静止时口裂高度不超过 3mm。酒窝位于外眦向下垂直线与口角水平线相交处，中国人有酒窝的占 8%～10%，以女性多见。

5. *耳的美学参数*　耳郭位于头颅两侧壁呈 30°左右夹角，呈 3 形。一般耳长 62～65mm，耳宽 30～33mm。耳长轴与鼻背线基本平行。外耳上缘在眉水平，耳郭下端与鼻小柱基底连线基本平行。

6. *颏的美学参数*　颏是面下部的重要解剖标志。颏的位置是颏、唇、鼻关系的基础，在面下 1/3 处，上唇高(鼻底到口裂)与下唇颏高(口裂到颏底)的比例关系约 1∶2。鼻底到口裂点、口裂点到颏唇沟、颏唇沟到颏下缘，三者大致相等。颏微向前突，接近从鼻根点至眶耳平面的垂线。

7. *鼻、唇、颏相互关系的美学参数*　面下 1/3 的鼻、唇、颏关系是面部整体和谐与否的重要因素。美国正畸学家 Rickett 提出了连接鼻尖点和颏前点的假想审美平面。中国人上唇到该审美平面的距离，男性为 1.9mm，女性为 2.6mm；下唇距该审美平面的距离，男性为 1.8mm，女性为 1.1mm。上下唇均位于该审美平面之后。

8. *牙的美学参数*　牙的外形及排列也会影响容貌外观。上颌切牙的唇面外形与倒立的面型接近。当下颌处于息止颌位时，上切牙切缘仅显露 1～2mm。当微笑时，上切牙约显露唇面的 2/3，下切牙显露 1/2。正常的成年人，侧面观上、下中切牙长轴的夹角应在 125°±7.9°。

上前牙略向前倾斜覆盖下前牙，但不超过 3mm。覆合不超过下切牙唇面 1/3。

三、容貌的动态美特征

容貌的美不仅存在于相对静止的状态下，更表现在富于动态的状态下，往往在动、静态变化中显现出更高层次的美学魅力。因此，容貌美是一种具有生命活力美感的无限魅力之美。

（一）容貌动态美的一般意义

在容貌中，眉、眼、颊、口唇等部位都富有动态之美。眼睑、睫毛、眼球、瞳孔的变化及眉毛、口唇和面部其他部位协调的变化，都惟妙惟肖地体现出生动、细腻、内涵丰富的容貌动态之美。

人的眼睛是静、动态双重美的典型，是最能通过动态变化表达和传递非语言性情感信息的器官，是人的内心深处的思想感情的显示器，是人类的"灵魂之窗"，是容貌美的主要标志之一。其表达能力是语言和手势不能取代的。

眉是人类心理活动的晴雨表。愉悦时，喜上眉梢；兴奋时，眉飞色舞；胜利时，扬眉吐气；愤怒时，横眉立目；郁闷时，愁眉苦脸……真是"此处无声胜有声"啊。由于双眉的舒展、扬起、紧锁、下垂等改变，与面部表情和容貌五官密切相关，所以被誉为人类情感的"七情之虹"。

口唇是人类情感冲突外显的焦点。尤其是女性，面部最具诱惑力的器官是双唇，因为它和眼睛一样会传情，会说话。口唇是生命的门户，丰满圆润、樱桃色的口唇给人年轻、充满活力的美感。上唇皮肤与唇红交界处的弓形、两侧微翘的口角形似飞燕展翅，给人以含嗔带笑的感觉。而上唇中央的唇珠，略向前突起，有一种"娇艳欲滴"的美感。充满动感的唇部，蕴藏着极大的魅力，被誉为"爱神之弓"。

（二）笑是容貌动态美的核心

笑是人类的一种特有的表情。作为容貌美的动态表现，笑主要是通过眼眉、唇齿、鼻唇沟、笑窝和面部皱褶等器官组织的活动来表达的。

1. *笑与眼眉*　在形容某人欣喜之时，我们总是习惯用喜上眉梢、眉开眼笑、眉飞色舞等成语，可见眉与眼在"笑"中的重要作用。

2. *笑与鼻唇沟*　鼻唇沟位于面颊部与唇部相连接处，其走向是从鼻翼向下经口角，再向下延伸到下颌缘。随着年龄的增长，鼻唇沟会逐渐变深，形成一个十分明显的皱痕，面带笑容时皱褶加深更加明显。

3. *笑与笑窝*　笑肌在皮肤附着处牵拉皮肤，口角外侧的颊部出现一个小凹陷，此为"笑窝"，俗称酒窝，古时称"靥"。此结构能给人以甜甜的笑意，能增加面容的美丽和风韵。笑窝常被视为容貌美的标志之一。笑窝并非人人都有，中国人有笑窝者约 10%，女性多见。

统计显示，自然笑窝的分型：①浅圆盘型，占 34.1%；②竖椭圆型，占 45.9%；③窄长沟型，占 8.1%；④锥尖状圆点型，占 11.9%。从美学角度看，以锥尖状圆点型为最美，其次是浅圆盘型。

自然笑窝一般为双侧，呈对称性分布。少数为单侧，极少数为双侧双笑窝。可见笑窝的数目是 1～4 个，以 2 个为最多。

笑窝的美与人的脸型密切相关。瘦长脸型者，笑窝多为窄长沟型，给人以面部皱纹之感，因此，长脸形的人不宜做人工笑窝。笑窝的位置与口形大小无关，但与口角连线和外眦垂线有关，位于这两条线交点上的占 83.34%，至口角的平均距离为 2.42cm，至眼外眦角的平均距离为 6.35cm。因此，临床上多以口角连线和外眦垂线交点作为笑窝成形术的定位点。

4. 笑与面部皱纹　一般来说，随着年龄的增长，面部皱纹的粗细、深浅与多少也会相应地增长，皱纹与笑的关系逐渐密切，眼眉、唇齿等器官对笑的影响可能逐渐减弱。年岁越大，笑时的面部皱纹就会更加粗、深而多，给人一种阅历深沉、感情丰富的成熟美感。

对于中老年人来说，其面部的皱纹太多固然不美，但没有丝毫面部皱纹者也未必可取，因为这种面部形态的老年人，只会使人感到呆板而给人一种缺乏与年龄相应的生命活力美的感觉，其笑之美感也就无从谈起了。

5. 笑与唇齿　人在微笑时，其唇齿部有几个显著特点。

(1)人中的最大宽度(上唇两唇峰顶间距)等于两个中切牙的最大近远中径之和。

(2)鼻底至下唇下缘之间的距离等于一个眼单位(眼宽)，无论是安静或微笑时，此距不变。说明微笑时尽管有多块面肌参与，但仍保持下唇下缘于同一水平线上。

(3)4 个切牙切缘凸向下的切缘曲线，与下唇内曲线吻合。

(4)上颌切牙显露切端 2/3，下切牙显露切端 1/2，口角处露出上颌第一双尖牙，这样的笑容最符合审美要求。全口义齿颌位记录时，依据此原则在蜡模上画出“上笑线”和“下笑线”，作为选择前牙大小的标准之一。

(5)大笑时，上前牙唇面几乎全部显露，口角处露出上颌第二双尖牙，常出现“黑色间隙(dark space)”。

(三) 容貌美的个性特征

人类容貌是千差万别的。由于容貌形态结构、五官分布、肤色、质感、表情、风度和气质等各方面的不同，形成了具有个性特征的面容。

面部形态是一个不规则的多面体，各面之间的交界处又是非直线和不规则的移行，尤其是各人之间骨和软骨的支撑情况、咀嚼肌和表情肌的衬垫情况、皮下脂肪的分布情况各有不同，因而在外貌上各具特色。再加上皮肤颜色、弹性、质感、五官造型及其分布等方面都存在明显的个体差异，这就形成了“千人千面”的个性特征，使得世界上没有任何两个人在容貌上是绝对一样的。这正是彼此间互相识别的重要依据，具有独特的社会学价值和美学意义。

世界上的各个民族，由于遗传因素和所处环境的不同，其面容有比较大的差别。例如：黑种人前额高宽，眼窝大，鼻根部低，鼻头圆，鼻孔宽大，口周发达，口唇厚，颌骨前凸明显；白种人前额高，眉弓与鼻梁也高，双眼皮，上睑轮廓鲜明，具有向深面雕刻的感觉，而使整个面部富有立体感，口唇薄，下颌位置适中而清楚；黄种人前额低平，和上眼皮在一个平面上，颧弓宽大，鼻梁低平，使整个面部具有平面感，口唇厚度介于黑种人和白种人之间，下颌稍微向后退缩。

不同性别和年龄者的容貌也存在个性特征。在性别方面，女性面部形状较圆润，眉间、眉弓、颧骨和下颌角等都不显著外突，颏部稍尖，额部平直，后脑稍平，骨骼和肌肉的起伏较小，整个面部的轮廓显得比较柔和；男性面部较方正和宽大，眉弓、颧骨、下颌骨较粗壮，额部稍向后倾斜，骨骼和肌肉起伏较大，有棱角分明之感。在年龄方面，儿童因面颅骨未完全发育，五官所占的范围较小，而头顶和额部相对显大，两眼距离较宽，鼻梁凹陷，鼻孔小而圆，鼻的位置在内眼角和口角的内侧；内眼角和口角形成一垂直线，上唇较大和较厚并突出，下颌向后凹，额部向后下方走向，整个面部显得较短，有浑圆一体之感。老年人的面部由于牙齿脱落，牙床凹陷，上、下唇略向后缩，颏部相对突出，皮肤弹性减弱，显得松弛，皱纹和骨骼略显，轮廓转折比较明显，眼部上睑略下垂，下睑可有眼袋，鼻梁稍凸，鼻尖稍下垂。

个性美是容貌美的灵魂。不管未来的容貌美学怎样发展，个性特征都将始终是容貌美的重要因素，追求单一的容貌美模式，都是不可取的。研究容貌美的差异性，提示美容医师在修复和塑造美的容貌时，要避免同一模式和单一的审美格局，应尽量体现个性特征。

第 5 章　人体的整体形态美

第一节　头面轮廓美

一、头型美

头型的分类有粗略的观察法和正确显示头部细致结构的指数分型法。

(一)观察法

此方法是通过观察头的冠状面的形态来分类，可分为 5 种头型，它们分别是圆形的、椭圆形的、卵圆形的、菱形的和五角形的。

(二)指数分型法

它是根据头最大长和头最大宽两种测量值组成头指数，依据其指数的大小进行分型。马丁根据测得的头指数将头型分为长头型、中头型、圆头型和超圆长头型。

头型的结构主要是由额骨、顶骨、枕骨和颞骨组合而成，其中枕骨较重要。头型对审美的影响不大，因为人们判断人的美丑多以面型决定。大多数人认为线条曲滑平缓的卵圆形和椭圆形头型最美。

二、面型美

面型是指面部轮廓的形状，其上半部是由上颌骨、颧骨、颞骨、额骨和顶骨构成的圆弧形结构，其下半部取决于下颌骨的形态。面型是容貌美的基础，一个比例协调、线条柔和、轮廓清晰的面型，再配上标准的五官，就构成了一个自然美的容貌。

(一)面部的形态轮廓

面部的形态轮廓与额部、颧部、颊部和颏部的形态密切相关。

1. 额部的形态　根据额部的高低和丰满程度，可分为长额、扁平额和圆润额。另外，发际的高低也影响额部的形态，发际高，显得额部宽大；发际低，使额部显小。

2. 颧部的形态　颧部的形态取决于颧骨。颧骨位于面中部的最外侧，其突出程度对面型的影响很大，根据颧骨发育的丰满度，以是否遮住鼻梁和颊面的界限等，可分为扁平、中等、微弱等三级。

3. 颊部的形态　颊部主要指眶下鼻旁及颧部以下的范围，即颊肌和颊部脂肪所在部位。

4. 颏部的形态　颏部决定面下部的轮廓，其形态受脂肪、咬肌和口唇的形态及突度，以及上下颌牙及牙列的影响。

（二）面型的分类

人的面型多种多样，在我国古代的绘画及面相书中就有若干分法，并对面型赋以人格方面的内容。目前有图形分类法、字形分类法、指数分类法等多种分类方法，现以图形分类法为例来介绍。

根据波契分类法，将面型分为10种形态：椭圆形、卵圆形、倒卵圆形、圆形、方形、长方形、菱形、梯形、倒梯形和五角形。

1. 椭圆形脸　特征是脸呈椭圆，额部比颊部略宽，颏部圆润适中，骨骼结构匀称。总体印象是脸型轮廓线条自然柔和，给人以文静、温柔、秀气的感觉，是东方女性的理想脸型。此种脸型也最受化妆师的青睐。

2. 卵圆形脸　特征是额部较宽、圆钝，颏部较窄、带圆，颧颊饱满，面形轮廓不明显，比例较协调，此种面型使女性不失美感。

3. 倒卵圆形脸　特征是和卵圆形脸相反，额部稍小，下颌圆钝较大，此面型不显秀气灵性，但显文静、老成。

4. 圆形脸　特征是上下颌骨较短，面颊圆而饱满，下颌下缘圆钝，五官较集中。总体印象是长宽比例接近1，轮廓由圆线条组成，给人温顺柔和的感觉，此种脸型年轻人或肥胖人多见。

5. 方形脸　特征是脸的长度和宽度相近，前额较宽，下颏角方正，面部短阔。总体印象是脸型轮廓线较平直，呈四方形，给人以刚强坚毅的感觉。多见于男性。

6. 长方形脸　特征是额骨有棱角，上颌骨长，外鼻也长，下颌角方正。总体印象是脸的轮廓线长度有余，而宽度不足。多见于身高体壮、膀大腰圆的人。

7. 菱形脸　特征是面颊清瘦，额部范围小，颧骨突出，尖下颏。上下有收拢趋势，呈枣核型。总体印象是脸的轮廓中央宽，上下窄，有立体线条感，多见于身体瘦弱者。

8. 梯形脸　特征是额部窄，下颌骨宽，颊部窄，两眼距离较近。总体印象是脸型轮廓线下宽上窄，显得安静、呆板。

9. 倒梯形脸　特征是额宽，上颌骨窄，颧骨高，尖下颏，双眼距离较远。总体印象是脸型轮廓线上宽下尖，显得机敏，但清高，冷淡。

10. 五角形脸　特征是轮廓突出，尤其是下颌骨发育良好，下倾角外展，颏部突出，常见于咬肌发达的男性。

在以上这些脸面型中以卵圆形面型曲线柔和协调，被公认为最漂亮的脸型。

侧面脸型分类法：人的面型是一个立体的三维图像，对侧面面型的考察将有助于对容貌进行全面的评价。

根据人的正侧面轮廓线，可将人的侧面脸型分为6种：①下凸形面型；②中凸形面型；③上凸形面型；④直线形面型；⑤中凹形面型；⑥和谐形面型。

三、发型美

头发被誉为“人的第二张皮肤”，是人体的自然装饰品，是容貌美的重要组成部分。健康的头发和得体的发型，能很好地表现人们的个性，塑造出美好形象。头发不仅自身具有审美价值，而且和头型、面型、颈部、肩部及整个体态搭配在一起，会产生重要的审美功能。人的头发除具有审美价值和保护头部的功能以外，还有一个重要作用就是它可以展现性魅力。所以，在女性的自我审美意识中，健康亮泽的头发，既是容貌美的象征，也是人们装扮修饰的重点。

(一)发型的美学功能与意义

发型在某种程度上也反映了一个人的文化素养、审美情趣及精神追求。花季少女的披肩长发瀑布般飞泻象征着青春飞扬的神采与清纯，中年女性的齐耳短发衬托出成熟的风韵与干练，艺术家的络腮胡须与满头长发则显示出其风流倜傥、狂放不羁的性格，而满头飘雪的银发诉说的是岁月的沧桑。

头发的色泽，质地，分布及长度对面部的美有很大的作用。适当的发饰可以掩饰畸形的存在，不适当的发型则可能破坏面部的协调。

(二)发型与脸型

1. 椭圆形　这种脸型是女性中最优美的脸型，无论采用什么样的发型均适宜，无须特别处理。但有一点应加以注意，即切勿使头发掩盖脸庞，以免破坏脸型的美。最佳的选择是梳理自然、松散的发型，使人看起来洒脱、飘逸、温柔、秀雅。

2. 圆形　圆形脸的特征是面形短而宽，发际线较低，额部不够开阔，下颌较宽，肌肉较丰满，因此有圆的感觉。圆形脸人选择发型的原则是破这个“圆”，故可以把头发留得长些，可以从头顶垂到两耳，头发要偏分，形成波浪，一侧头发稍稍遮盖面颊，这样可以增加脸的长度感。圆形脸人在选择发型时，忌短发，忌留刘海，忌头发太蓬松、太卷曲，这样克服了面部浑圆的感觉，使容貌变得美起来。

3. 长形　长形脸的特征是面型较长，长中显方，额部较宽。长形脸人忌留发太长，应留短发，头发可蓬松，使两侧卷曲、饱满，前额可留刘海，如果设计出两侧蓬松、丰满圆润、额前部头发略向前垂下的造型，就能遮盖过高的额角，减少长的感觉。

4. 方形　方形脸的特征是面短而方，额部开阔，两腮突出，下颌较宽，面部显得方正。方形脸的人头发应尽量留长一些，卷曲成波浪形，但要往里卷，不要向外扩散，方形脸人忌留“娃娃头”，也不要把两侧烫成蓬松的花卷。方形脸人也不宜梳“马尾式”头，因这种发型会将方脸暴露无遗。对于方形脸采用轮廓线饱满圆润、线条自然流畅的发型，会给人以方圆相配的美感。

5. 三角形　正三角脸型的人，应把头发向上、向后梳，使额头显露大一点，额两侧的头发可烫些花卷，使额部显得丰满些。倒三角脸型的人则相反，应把头发向前梳，留少许刘海，遮住前额；或者将头发偏分，较长的一边做卷曲波浪形掠过额侧，这样可以缩小前额宽度。

(三)其他因素与发型修饰的关系

除合适的发式造型与脸型密切配合外，还需结合个体的年龄、身材、装束、气质、职业等特点，以及不同的环境及季节的因素，如青少年的发型应该简洁、新颖，自然大方，富有朝气，不宜过分复杂、花哨。不同职业对人的发型各有特殊要求。教师、干部的发型则以典雅、自然、庄重为宜。中学生和大学生的发型，应朴实、自然、秀丽，力求健美、大方，以显示青春活力。一般来说，性格开朗、活泼的女性，应留短发，要浪漫而蓬松。性格内向、文静的女性，可以留长发，如波浪型、软发型和长辫型。综合各方面因素使发型起到锦上添花、烘云托月的作用，达到形神兼具、和谐统一的完美境界。

第二节　体　型　美

体型美是指人体的外形特征与体格类型，是人体轮廓形态、姿态、姿势、左右差和弯曲度等要素的概括反映。骨骼、肌肉、脂肪是构成体型的三要素，但由于个体发育水平的影响，尤其是脂肪的多少，致使其外部轮廓存在差异。

一、中医传统美学对体型美的认识与分类

在传统的中医理论指导下，历代医家根据人体阴阳、五行之气禀赋的不同，结合人的性格气质和体型特征，依照人体阴阳、五行的特点将体型进行分类。

（一）人体阴阳禀赋法体型分类及标准

中医学根据人体阴阳之气禀赋的不同，将体型进行分类，共分为 5 种体型，其各自特征如下。

1. 太阴之人　禀赋多阴而无阳。体质表现特点：身材长、身体大，面色阴沉暗黑，膝部常弯曲很少直立。

2. 少阴之人　禀赋多阴而少阳。体型表现特点：清高，行动轻盈无声息。站立时常躁动不安，行走时多附着身体。

3. 太阳之人　禀赋多阳而无阴。体型表现特点：气宇轩昂，常挺胸凸肚，多见躯干向后反张而两膝曲折。

4. 少阳之人　禀赋多阳而少阴。体型表现特点：站立时好头高仰，行步时好左摇右晃，两臂两肘常挽在身后。

5. 阴阳平和之人　禀赋阴阳之气和。体型表现特点：从容稳重，随和、温顺，和颜悦色，目光灵活，举止有度，为人所尊敬。

（二）五行法体型分类及标准

中医学在五行理论指导下，认为人的形体与肤色变化与人的气质、年龄、健康状况及气血盛衰密切相关。将人体体型分为木型人、火型人、土型人、金型人、水型人 5 种类型。

1. 木型人　皮肤色青，小头，长脸，肩背宽大，身直，小手足。此型人好有才，劳心，少力，多忧，劳于事。常见于我国东部地区人。

2. 火型人　皮肤色红，背脊宽，颜面瘦小，头小，肩、背、腰、腹等处发育匀称，手足小，步履稳重，行走身体摇摆。此型人有气质，轻财，多虑，好颜，急心。常见于我国南部地区人。

3. 土型人　皮肤呈黄色，面圆头大，肩背部丰满健美，腹部宽大，下肢股胫结实肥厚，手足不大，肌肉丰满，全身上下各部均匀对称。此型人安心，好利人，不喜权贵，善附人也。常见于我国中原地区人。

4. 金型人　皮肤色白，方形脸，头小，肩背小，腹皮薄，手足小而坚实，足跟厚而坚，骨骼劲实，行动敏捷。常见于我国西部地区人。

5. 水型人　皮肤色黑，面部凹陷多皱纹，头大，颈部呈梭形，两肩狭小，腹部宽大，臀大，手足好动。常见于我国北部地区人。

二、现代医学美学对体型的分类与标准

一直以来，人们从不同角度对体型美进行了多层次研究，但至今没有一个统一标准，目前多数学者认为体型的分类方法主要有下面几种。

（一）人体测量学法

根据对人体的测量数据，从脂肪蓄积、肌肉发育、身体比例、背脊形态、胸廓和腹部的形态

等方面将体型分为瘦长型、中间型和矮胖型 3 类，这是目前较为普遍的分类。中间型具有较高审美意义。

1. 瘦长型　又称胸型。体型特点：身材细而高，颈细长，肩圆、宽度小，胸廓狭长、扁平，腹部较短并呈凹形，骨盆扁薄、显露清晰，髂嵴明显，背脊一般正常或稍驼，四肢较细长，手、足狭长，肌肉发育松弛，脂肪蓄积少，体重较轻。

2. 矮胖型　又称腹型。体型特点：身材矮小，骨骼粗壮，颈粗、短，肩宽，胸廓短呈桶形，腹部较长呈凸型，骨盆圆滑，髂嵴不明显，背脊形状稍驼或不正常，四肢较粗短，肌肉松弛，脂肪蓄积多，体重较重。

3. 中间型　又称肌型。体型特点：身材比例协调，胖瘦适中，肌肉发达，胸廓呈圆锥形，腹部形状较平，背脊较直或呈波浪形，脂肪蓄积中等，体重适中。

(二)身高体重系数法

根据身高体重系数的数值大小对体型分为正力型、无力型和超力型 3 类。计算的方法是以体重(g)除以身高(cm)，所得的值即为判断依据。

1. 正力型　身高体重系数男性为 360，女性为 350。体型特点：身材适中，四肢匀称，颈圆滑，胸廓发育良好。身体健康。

2. 超力型　身高体重系数男性超过 450，女性超过 420。体型特点：身材较矮，四肢较短，颈粗，肩宽平，胸廓宽，肋骨近乎横行排列，体力较弱，易患心脑血管方面的疾病。

3. 无力型　身高体重系数男女均低于 300。体型特点：身材瘦高，四肢较长，颈细，肩瘦削，胸廓狭长而扁平，肋骨斜着排列。体力较弱，难以胜任重体力劳动，并易患病。

一般认为健美的体型应该为正力型。

(三)人体胚胎学法

此分类法是由美国心理学家谢尔顿提出，他研究发现体型与胚胎的内胚叶、外胚叶和中胚叶发育程度密切相关，并根据胚胎学的概念将体型分为 3 类，即内胚叶型、中胚叶型和外胚叶型。

1. 内胚叶型　躯体浑圆，肌肉松弛，胸脯厚实，大腹便便，脸宽，粗颈，大腿和上臂均肥大而手足短小，乳房发育过度，皮肤软而光滑。

2. 中胚叶型　身材宽大，肌肉丰满，前臂和小腿粗大，胸部发达，头大，肩部宽，皮肤粗厚而富有弹性。

3. 外胚叶型　身材细长，两肩塌陷，腹部平坦，小腿长，颈和手指纤细，卵形长脸，皮肤薄、干燥。

其中的中胚叶型美学价值较高。

(四)生理学法

多利、雷恩洛桑等人倡导，将体型分为脑型、消化型、呼吸型、肌肉型 4 类。各型具体特征如下。

1. 脑型　身材瘦长，四肢纤细，头大额宽，形体似倒三角。

2. 消化型　身材矮胖，四肢短，骨盆宽大而肩膀狭窄，腹部突出，口大而厚。

3. 呼吸型　胸部发达，倒三角形上身，肩部宽广，脸宽而突出，额头及下巴显得较狭窄，鼻部突出。

4. 肌肉型　上身呈方形，四肢肌肉发达。

一般而言，呼吸型较具美感。

（五）营养状态

一般分为营养不良、营养正常、营养过剩3型。具体表现如下。

1. 营养不良型　即消瘦型。表现为营养不良的体态，主要通过体重、三头肌皮皱、上臂周径、上臂肌周等指标体现，按消瘦程度一般将营养不良分为轻度、中度和重度。慢性消耗性疾病、消化道吸收不良及厌食症是常见原因。

2. 营养正常型　营养状态及发育良好，皮下脂肪量与体重的百分比在正常范围内，脂肪量（F%）男性为15%～25%，女性为22%～30%。实际体重与标准体重相比，在正负10%以内。

3. 营养过盛型　即肥胖型，指构成身体成分中的脂肪组织量比率已超出正常范围，体重同样超出正常范围。肥胖者体内脂肪细胞数量增生、体积增大，细胞内脂肪含量增加，如果体内脂肪储积过多，导致代谢紊乱和脏腑功能异常，则为肥胖。

肥胖体型依据标准体重、脂肪百分率和体重身高指数可分为4型，即超重、轻度肥胖、中度肥胖和重度肥胖。

标准体重简单计算公式：标准体重（kg）＝身高（cm）－100（男性）或105（女性）。

脂肪百分率（F%）＝（4570÷体密度－4.142）×100。

体重身高指数（BMI）＝体重（kg）÷［身高（m）］^{2}，正常男性BMI为22kg/m^2，女性为20kg/m^2。

正常体重：实测体重为标准体重±10%以内。

超重：实测体重超过标准体重10%～20%，或BMI＜25kg/m^2。

轻度肥胖：实测体重超过标准体重20%～30%，脂肪百分率（F%）超过30%～35%，或BMI25～30kg/m^2。

中度肥胖：实测体重超过标准体重30%～50%，脂肪百分率（F%）超过35%～45%，或BMI30～40kg/m^2。

重度肥胖：实测体重超过标准体重50%，脂肪百分率（F%）超过45%，或BMI＞40kg/m^2。

（六）女性体型分类及标准

女性是人体审美的主要对象，根据女性身高和皮下脂肪的多少可以将女性体型分为6种，即狭胸型、丰满型、健壮型、虚弱型、肌肉型和肥胖型。

1. 虚弱型　身体与四肢纤细，脂肪少，肌肉不发达。
2. 狭胸型　胸部狭长，脂肪少，肌肉不发达。
3. 健壮型　身材高大，四肢匀称，肩宽，脂肪适中，肌肉发达。
4. 丰满型　体型匀称协调，肌肉和脂肪丰腴。
5. 肌肉型　主要特征是肌肉特别发达。
6. 肥胖型　身材肥胖，四肢粗短，脂肪沉积多，腹部凸起。

三、体型健美的标准

体型健美是健、力、美三者的有机结合，它包含了肌肉、骨骼的发育情况，机体的完善程度和人体的外形美及人的精神气质等。人体体型健美的核心是比例恰当，应首先符合人体比例美。匀称的体型、清晰的轮廓、流畅的线条，再配以优美的动作和姿态，就会给人以无穷的魅力和美感。由于地理条件、历史文化、生产发展水平、生活习惯、宗教信仰及审美情趣的差别，体型健美的标准并不完全一致。

(一)中国传统体型健美的标准

我国传统的医学美学思想中很早就对体型的审美有深刻的认识。在先秦时期的体型美容标准是高大、壮实、健硕，且不分男女。这种人体美标准随着封建社会的建立很快动摇。春秋战国后期及秦，逐步强调男女差别。汉魏以后，人体美观念发展变化迅速，人体美已经不再是纯天然化，必须有“绮袖”“丹裳”“丝扉”服饰之美辅助，同时戴金翠、缀明珠以耀显女子体躯；“环姿艳逸，仪静体闲，肩若削成”的美人观成为时尚。唐代推崇肌体丰满、肥腴，与“长脸瘦身”的赵飞燕式审美观形成鲜明对照，有“环肥燕瘦”之称。明代是美学观点变化纷繁时期，一方面人们不改变“丰肉微骨”，但另一方面又彰显平胸蜂腰；一部分人崇尚“胸乳菽发”，另一部分人又认为应含而不露。清代，除对兴起于南唐之缠足登峰造极之外，已建立了“蛋形脸、细颈项、瘦削肩、扁平胸、细腰身、尖尖脚”的固定形体美模式。

男性的人体健美具有下列两个特征：一是传统中国文化多以魁梧雄壮、伟岸有大丈夫气概为美，体现男性为社会中心的骄傲；二是中国传统男性美，形神相比更注重和强调形神兼备，气韵生动，以形貌为基础而超越于形貌之上。

(二)现代女子体型健美的标准

女性体型健美离不开女性的特征——丰满而有弹性的乳房，适度的腰围，结实的臀部及健美的大腿等，这是体现女性特有的曲线美的重要部分。一个粗腰、短腿、扁胸的女子是不能体现出女性的迷人风姿和特有魅力的。

瘦弱的苗条身材也难给人以美感。一般而言，标准体重应该是健美体形的重要条件，也是反映和衡量形体美的标志之一。专家认为，体重不足 45kg 的女性，其胸部、臀部发育正常者极少，很难具有曲线美的健美形体。

1. 现代女性形体美常用比例标准

(1)整体比例：以肚脐为界，肚脐到头顶与肚脐到足跟的比例应是 5∶8. 女性身体的中点应在耻骨联合处。平伸双臂，两中指指尖之间的距离应等于身高。人跪下的高度应等于身高的 3/4。

(2)各部分比例：头高应等于身长的 1/8。乳房与肩胛骨应在同一水平线上。大腿正面的宽度应等于脸宽。颈围约等于小腿围。肩宽应等于身高的 1/4 减 4cm。胸围约等于身高的 1/2。腰围约等于胸围减 20cm；足颈围约等于小腿围减 10cm；上臂围约等于 1/2 大腿围；前臂围约等于上臂围减 5cm；手腕围约等于前臂围减 5cm。

2. 现代女性的体型健美标准　综合中外专家、学者的观点，公认的现代女性健美标准有以下 12 个方面。

(1)骨骼发育正常，站立时，头、躯干和下肢的纵轴在同一垂线上。

(2)身体各部分匀称，上、下身比例符合“黄金分割”、胸围、腰围、臀围符合 3∶2∶3的比例。

(3)肤色红润晶莹，肌肤柔润、嫩滑而富有弹性。

(4)眼大有神，五官端正并与脸型协调配合。

(5)双肩对称，圆浑健壮，微显削，无缩脖或垂肩之感。

(6)脊柱正视成直线，侧视具有正常的体型曲线，肩胛骨无翼状隆起和上翻的感觉。

(7)胸廓宽厚，胸部圆隆、丰满而不下垂。

(8)腰细而有力，微呈圆柱形，腹部呈扁平。

(9)臀部鼓实微呈上翘，不显下坠。

(10)下肢修长，两腿并拢时正视和侧视均无屈曲感。

(11)双臂骨肉均衡，玉手柔软，十指纤长。

(12)皮下脂肪适度，体态丰满而不觉肥胖臃肿，体重符合或接近标准体重。

(三)现代男子体型健美的标准

对现代男子体型健美的标准，不同的人见解不尽一致。有人认为，男子汉应该是“虎背熊腰，身材高大，体格魁梧，有阳刚之气”；另一部分人则认为应该是“体型修长，面貌清秀，高矮适中，文质彬彬”；还有人认为，现代男性应该是“体型比例匀称，肌肉结实丰满，举止大方自然，外貌端正”。

从体型健美的角度看，现代男子体型应该体现出身高、体重和体围比例的协调，体现出肌肉的力量美。体围比例的计算方法：颈围、上臂围、前臂围和腰围是以“胸围”为基准做比较；大腿和小腿围是以“臀围”为基准做比较。

一般认为，现代男子体型健美的标准如下。

1. 胸围和臀围的比例应是10∶9。

2. 颈围应是胸围的38%；前臂围约是胸围的30%；上臂围(伸直的)约比前臂围大20%；腰围约是胸围的75%；大腿围约是臀围的60%；小腿围约是臀围的40%。

3. 肌肉发达，健壮有力。健美的体型，健壮的体魄和发达的肌肉是密切相关的。早期在希腊雅典举行的奥林匹克运动会是男性裸体运动，体现出当时人们崇尚人体肌肉的发达和力量美。肌肉在人体内的分布极其广泛，全身肌肉约有500多块，其重量约占体重的40%，而四肢肌肉约占肌肉总重量的80%。

发达而富有弹性的肌肉是力量的源泉，是男性形体美的象征。发达的颈肌及胸锁乳突肌，能使人的颈部挺直、强壮有力。发达的胸大肌使人的胸部变得坚实、健美。发达的肱二头肌和肱三头肌，使人的上肢线条鲜明、粗壮有力。发达的三角肌，由于它的前束、中束和后束对肩部的覆盖，使肩膀变得宽阔起来，再加上发达的背阔肌，就会使人体呈健美的“V”形，它象征着雄健、战无不胜。有力的骶棘肌，是脊柱两侧的最长肌肉，它的发达，能固定脊柱，使人的上体挺直，不弓腰驼背。发达的腹肌能提高腹压，保护内脏，有利于缩小人的腰围，它的两束肌肉上锻炼出来的6～8个垒块，实在、健美，它和大腹便便、臃肿、松肥形成鲜明的对照。发达的臀肌和有力的下肢肌(股四头肌、股后肌群、小腿三头肌)能固定人的下肢，支持全身，构成健美的曲线。

当然，十全十美的健美体型在现实生活中是少见的，只要人体体型的轮廓清晰、线条流畅、四肢及五官整体和谐，与人体的动作和姿态协调配合，就会体现出无穷的魅力和美感。

(四)“健康美”是体型健美的基础

根据世界卫生组织提出的，健康是人的心理、生理和社会适应能力三方面均处在完满状态的定义，健美的体型应该符合“健康美”的标准。其具体内容有：体重正常，身体比例恰当，头、肩和臀在直立时位置协调；肌肉发达，皮肤有弹性；眼光清晰，反应敏捷；牙齿整齐、洁白，牙龈正常；有一定抵抗力，不易感冒；精力充沛，能有条不紊地处理日常生活和工作；生活态度积极、乐观，勇于承担责任，不吹毛求疵；生活有节，起居有常；勤用脑，应变能力强，能主动适应外界环境的各种变化。

四、身材美的标准

身材美是人体美的重要组成部分，身材是通过人体轮廓形态、姿势、姿态、左右差、弯曲度等要素展示出来，是体型概念的集合。一般而言，身材是否对称、均衡、匀称和充满活力，是衡量体形美的基本条件。有什么样的 身材就有什么样的体型。

(一)身材是评判人体健美的综合性指标，其构成具有多元性

1. *身材体现在人体的结构上*　即人体的整体结构及其各部位之间的关系，包括容貌结构和形体结构两大类。容貌结构主要是眉、眼、鼻、唇、颏等结构的总和，形体结构主要包括头、肩、颈、胸、腰、臀、四肢等部位。人体结构的不同，形成不同的体型，人体的结构美是体型美的基础。

2. *身材体现在人体的线条上*　人们常用“身材苗条，胸部丰满，腰肢纤细，玉腿修长”来赞美女性的体型美，而这些美都必须通过身材各部分的线条来反映。身材上的线条如直线、曲线、折线构成了人体轮廓线，轮廓线是构成人体立体的面与面相接的连线所形成的棱角状态，决定了人体的形态感觉。如躯干侧面观，颈、胸、腰和骶 4 个生理弯曲，形成了首尾相连的脊柱双 S 形曲线，奠定了躯干曲线美的主要轮廓。在美容和医疗的实践中，可以通过改变躯体肌肉和脂肪的比例，改变躯体轮廓线，从而改变体型。

3. *身材体现在人体的比例上*　体型美基本条件是人体比例美。古希腊时就提出了标准体型的各主要部位符合黄金分割律，达・芬奇也描绘了人体各部位的最佳比例关系，他提出“美感完全建立在各部分之间神圣的比例关系上”的观点，并体现在他的许多著名的油画中。而肥胖体型其特点是上(肩宽、胸围)、下(腰围、臀围)一般粗，躯干像个圆水桶，腰围很大，没有黄金比例就没有美感。

(二)身高的观测

身高是在直立位、双眼平视前方，从头顶到足底的垂直高度。目前主要采取“五分法”判定身材的高低。

女性身材高矮可分为以下各级别。

矮身材：低于 150cm。

中下身材：151～156cm。

中等身材：157～167cm。

中上身材：167～175cm。

高身材：175cm 以上。

男性身高的“五分法”标准，每种身材的具体数值一般比女性高 10cm。另外，应注意身高的地域差异，如我国北方人个子普遍偏高。一般而言，从美学等级评价，女性以中等身材为佳，男性以中上身材为佳。

(三)身材的审美

身材审美是比较复杂的，其内容包括身高、骨骼发育、肌肉发达程度、皮下脂肪储积量等多方面，一般可将身材分为健美身材、理想身材和不良身材 3 种。

1. *健美身材*　男性具有中间型或正力型体型，女性具有正力型或丰满型体型，达到 A 型体姿。在一定的身高条件下，躯干与四肢协调、比例适当，具有典型的性别曲线，体重在标准范围(表 5-1，表 5-2)。

表 5-1　我国成年男子标准体重(kg)

年龄	身高(cm)										
	140	144	148	152	156	160	164	168	172	176	180
17	42	45	48	51	54	57	60	63	66	69	72
21	43	46	49	52	55	58	61	64	67	70	73
25	43	46	49	52	55	58	61	64	67	70	73
29	44	47	50	53	56	59	62	65	68	71	74
33	45	48	51	54	57	60	63	66	69	72	75
37	46	49	52	55	58	61	64	67	70	73	76
41	47	50	53	56	59	62	65	68	71	74	77
45	47	50	53	56	59	62	65	68	71	74	77
49	48	51	54	57	60	63	66	69	72	75	78
53	49	52	55	58	61	64	67	70	73	76	79
57	50	53	56	59	62	65	68	71	74	77	80
61	51	54	57	60	63	66	69	72	75	78	81
65	51	54	57	60	63	66	69	72	75	78	81

表 5-2　我国成年女子标准体重(kg)

年龄	身高(cm)										
	140	144	148	152	156	160	164	168	172	176	180
17	46	47	49	50	51	52	54	55	56	58	59
21	47	48	49	51	52	53	54	56	57	58	60
25	48	49	50	51	53	54	55	57	58	59	60
29	48	50	51	52	54	55	56	57	59	60	61
33	49	50	52	53	54	56	58	58	59	61	62
37	50	51	53	54	55	56	58	59	60	62	63
41	51	52	53	55	56	57	58	60	61	62	64
45	52	53	54	55	57	58	59	61	62	63	64
49	52	54	55	56	58	59	60	61	63	64	65
53	53	54	56	57	58	60	61	62	63	65	66
57	54	55	57	58	59	60	62	63	64	65	67
61	55	56	57	59	60	61	62	64	65	66	68
65	56	57	58	59	61	62	63	65	66	67	68

2. *理想身材*　包括健美身材的美学要素，身高必须有中等以上且符合性别审美标准，胸围、腰围、髋围测量符合理想标准，性别曲线优美(表 5-3)。

表 5-3　我国女性身体、体重与体型美学

身高(cm)	标准体重(kg)	美学体重(kg)	胸围(cm)	腰围(cm)	髋围(cm)
145	45.0	41.0	77.5	54.1	81.8
148	46.8	42.1	78.0	54.8	82.0
150	48.0	43.2	79.5	55.5	83.0
152	49.2	44.3	80.6	56.2	84.1
154	50.4	45.4	81.6	57.0	85.2
156	51.6	46.5	81.6	57.7	86.3
158	52.8	47.6	82.7	58.5	87.4
160	54.0	48.0	83.7	59.2	88.5
162	55.2	47.6	84.8	59.9	89.6
164	56.4	50.4	86.9	60.7	90.7
166	57.6	51.6	88.0	61.4	91.8
168	58.8	52.8	89.0	62.2	93.0
170	60.0	53.9	90.0	62.9	94.1
172	61.2	54.8	91.0	63.7	95.2
175	63.0	55.6	92.5	65.2	97.0
180	66.0	56.8	95.0	66.7	99.8

3. *不良身材*　躯干四肢比例不协调，四肢大关节超过正常的内翻或外翻角度，体型营养不良或营养过剩，肌肉薄弱或短粗，身材曲线性别差异不明显。

五、影响体型美的主要因素

体型美是人体健美的重要组成部分，影响体型美的因素纷繁复杂。体型美的决定因素可分为两类：一是相对稳定的因素，如遗传、性别等；二是可变的因素，如年龄、饮食、锻炼、情绪和疾病等。

(一)遗传因素

构成体型有骨骼架、肌肉发达程度和脂肪积累 3 个方面，其中骨骼受先天因素影响大，肌肉与脂肪与后天关系密切。父母体型高大，子女一般也是高个子，表明遗传是决定体型的最关键的因素之一。遗传对体型的影响主要表现在身高和体重两个方面。据研究，遗传影响身高的作用很大，女性为 92%，男性为 75%；体重受遗传的影响稍弱，男性为 63%，女性为 42%，表明体型与后天因素也有密切关系，尤其是女性。

(二)性别因素

男女由于激素水平的差异导致体型方面有明显的不同，一般表现在身高、颈围、肩部、胸部、腰部、臀部、上肢、下肢、脂肪比例等 9 个方面的差异。

1. 男性较女性身材高大，平均高出 10cm 以上。
2. 颈部男粗女细。
3. 肩部男宽女窄。
4. 男性胸部较宽，胸腔大；女性胸部较厚。
5. 女性腰细，臀、腰围比大于男性。
6. 女性臀部较翘，臀围在各部位围长中最大；男性臀宽比肩宽小。

7. 女性手臂较短，手较小，手指较细；男性手臂较长，手较大，手指较粗。

8. 女性腿较短，足较小，且大腿之间的间隙较宽；男性腿较长，足较大。

9. 女性皮下脂肪占体重约为30%，男性约为20%；女性身体线条柔和，男性则有力。

（三）年龄因素

人的体型随着年龄的变化而改变，尤其是头部与躯干和四肢的比例变化最大。以头高与身高的比例而言，胚胎2个月时，头高是身高的1/2；刚出生时，头高是身高的1/4；18岁时，头高大约是身高的1/7。另外，在某些年龄阶段，如青春期、妊娠期、产后、更年期等，体型因为脂肪含量的改变而变化较大。

（四）饮食因素

体型与饮食的关系，主要体现为脂肪对体型的影响。一是饮食应该量出而入，无论个体消化、利用食物的能力如何，出入平衡就不会使脂肪过度沉积或减少，体型也就不会有大的变化。二是饮食结构不合理也是导致体型变化的因素之一，一般低热量而体积大的食物、低糖类食物、高蛋白饮食可减少脂肪的沉积。三是进食方式对体型也有影响，进食速度快、喜食肥甘零食的人，脂肪容易沉积。运动员长期大负荷的运动量，逐渐养成了适宜大运动量的进食习惯，一旦停止运动，往往会导致肥胖。

（五）锻炼因素

人的体型不仅取决于身高和体重的比例是否协调、适中，而且很大程度上取决于附着骨骼上的肌肉和脂肪的分配比例，而肌肉和脂肪的可变性又非常高，体育锻炼正是通过改变肌肉和脂肪的质和量来影响体型的。体育锻炼还能够有效地促进脂肪分解和肌肉蛋白的合成，可以改善糖耐量，降低胰岛素的分泌。体育锻炼能使大脑中释放出一种天然镇静剂，即内啡肽类物质，使人体充分得到放松，进而减小食欲。

（六）情绪因素

体型与情绪密切相关。首先，人的心理特征往往在一定程度上受体型的影响。无论相学或神经病学，都有从人的外部体型判断人的性格特征的理论。如脑型四肢纤细，肌肉型四肢则发达，二者心理特征明显不同。其次，情绪也可影响体型。有些人衣食无忧，心宽体胖；有些人情绪不佳，进食过少而“为伊消得人憔悴”；有的人在情绪紧张时，把进食当成一种宣泄。而在体型偏瘦的人群中，神经性厌食症是较典型的例子。中医学对体型与心理情绪因素的关系早有论述，如肝气郁结、肝阴不足之人，常急躁易怒，食少而形体消瘦。因此，良好的心境对健美体型十分重要。

（七）疾病因素

疾病与体型的关系也十分密切。医学研究已经证实，下丘脑或其周围组织的肿瘤、细胞变性、炎症、先天性发育不良等均可导致患者食欲亢进，从而引起肥胖。甲状腺功能亢进的患者，由于代谢旺盛，可导致机体消瘦。乳房疾病，如小乳症或乳房肥大、乳房下垂、乳房不对称及男性乳房女性化等，对形体形式美影响很大。佝偻病所致的鸡胸、肺气肿所致的桶状胸、胸椎结核所致的驼背等胸背部疾病，不仅影响正常生理功能，而且严重破坏了体型。腹部多脂症、腹壁皮肤松垂症、凸肚脐等腹部疾病，会引起腹部形态异常，破坏体型美。各种先天或后天因素导致肢体的残疾、肢端肥大症、O形腿、八字足等对体型的影响更加明显。

（八）其他因素

引起体型改变的因素还有很多。如药物可引起体型改变，长期服用超量糖皮质激素可引起类似皮质醇增多症样改变，形成向心性肥胖。又如社会环境对体型的影响也颇大，社会动荡不安，人们普遍形体消瘦；随着社会生活水平的提高，“肥胖症”逐渐多起来。而且，地理环境也会影响体型，如亚热带地区的人们四季都要辛勤的劳动，夏季还要受炎热的煎熬，食欲受到抑制，肥胖者较少；而接近寒带的人易胖。此外，体型与风俗习惯、文化也有一定的关系。

第三节　体　姿　美

人体处在某一状态下，身体各部位在空间的相对位置称为体姿，也称体态。健美的体魄，优美的体姿，才能显示出形体潇洒的风度。体姿是人体美不可分割的组成部分，人体姿态是持续的动姿，它既能展示体型的优美，又可折射出一个人的学识、修养等内涵美。人的发型、服饰、化妆是外在美中的静态美，体姿则是外在美的动态美。优美的体姿不仅能充分表现体型美，还包含有丰富的社会意识和精神文化因素在内，还和个人仪表、社会礼仪紧密相关，能反映出一个人的精神面貌与气质修养，可以说它是展现人的内在美和外在美的一个窗口。

体姿审美具有民族性和时代性。我们中华民族有着悠久的文明历史，很重视自己的一举一动，提出要坐有坐相，走有走相，卧有卧相，吃有吃相。“站如松，坐如钟，卧如弓，行如风”是一种对健康的体姿美的欣赏和要求。

什么样的体姿动作才是美的呢？由于地域、文化和生活习惯的不同，难以有绝对统一的模式和标准，一般而言，美的体姿应自然、洒脱、文雅庄重、自信大方。如站立时要抬头、直颈、挺胸、收腹、提臀、直腿、并足；美的体姿要灵活稳健、敏捷庄重。灵活不轻浮，敏捷不莽撞，稳健不呆板，庄重不迟缓。

一、形象体姿

体姿是信息传递的载体，可以通过“体姿语音”交流思想、传达情感。它借助于人的面部表情和人体动作，表现于身，视之于目，领会于心。许多情绪反应单靠语言难以充分表达，还要辅以体姿语言。例如人在高兴是手舞足蹈，憎恨时怒目以视、咬牙切齿。人的体姿亦包含有多方面的内容，如面部表情、头势、手势。

(一)表情

表情是人的面部动态，是人的情绪的晴雨表，人的表情有 25 000 多种，表情在人际交往中占有重要地位。表情还是无声的世界语，不同国家、种族的人虽然语言不同，但是都可以通过表情来传达信息、交流感情。

1. 笑容　笑容是人的一种情绪反应，多数笑容是用来表达喜悦和高兴心情的，是内心真诚善良的袒露。人笑时可有特殊的面部表情、独特的嗓音和相应的身体动作。

笑容由整个面部肌肉、眉、眼、鼻及口共同组成。各类型的笑其面部表情虽不太一致，但都具有眉眼向下弯曲、口角向上翘、鼻翼微张的共同特征。

笑时可伴有笑声，笑的声音很特殊，声波频率较高，每个人都有自己独特的笑声。

笑时还可能伴有特殊的体态。有人笑得前仰后翻，有的人捧腹弯腰，有的人笑时上身抖动，有的人双手上举……当一个人大笑时，站在他的背后都可观察到他的笑态。

笑可以调节情绪，化解烦恼和忧愁，消除隔阂，常言道“一笑了之”。笑是人际关系的润滑剂，情绪调节的活化剂，身体健康的添加剂。

笑的种类有微笑、轻笑、冷笑、狂笑、傻笑、憨笑、嘲笑和苦笑等多种多样。

微笑是笑中最美的。对陌生人微笑，表示和蔼可亲；产生误解时微笑，表示胸怀大度；在窘迫时微笑，有助于冲淡紧张气氛和尴尬的境地。微笑是一种健康文明的举止，一张甜蜜微笑的脸，会让人愉快和舒适，带给人们热情、快乐、温馨、和谐、理解和满足。微笑展示人的气度和乐观精神，烘托人的形象和风度之美。

2. 目光　目光是人际交往中最能传神的非语言交往。“眼睛是心灵的窗口”。眼神能自然地传递思想感情。眼神的变化能反映一个人的心理活动。人与人之间的目光接触，在某种意义上是心灵的碰撞。

人的目光是通过眼睛的开闭张合，瞳孔的舒缩，眼球的运动，视线的变化及眉毛的配合表现出来的。目光有热情友好的，有严厉苛刻的，有慈祥的，有胆怯的，有坚定的，有含情脉脉的，也有蔑视淡漠的……

在人际交往中，目光可包含丰富的内容，传达多种信息。表示接纳时目光平和，有时还可伴有轻轻颌首，使目光略微上下闪动；表示爱慕时，目光里充满情意；两眼直视，目不转睛，表示挑衅；目光还可传达命令、请求、劝诫及安慰。在不同的场合、环境要注意，若眼神呆滞、冷漠、惊慌或上下打量对方、挤眉弄眼，则会让人讨厌，留下不良的印象。

（二）头姿

头的姿势也是体姿中一个不可分割的部分。头部的姿态和动作也有助于表达情感和增加人体美。一般地说，头部姿态应自然、轻松，上下左右各种运动应与颈部密切配合。

男性的头要稍向上，显得有精神和力量。女性的头宜略低，平视前方，才显得温柔文雅。头部的姿态也有许多含义。例如点头表示赞同或允许；摇头表示否定或怀疑；抬头表示感兴趣或有意投入；垂头则表示厌倦或萎靡不振；头上仰表示惊讶或与远处的人打招呼；昂首侧目表示刚毅不屈；交头接耳表示不专心；摇头晃脑表示洋洋自喜等。

（三）手势

手势是最富表现力的一种“体态语言”。手势美是一种人体动态美，它能用来恰当表达情意，能为交际形象增加色彩，令人更添魅力。

手势美是一种动态美。手是人的重要劳动器官，可以做出千姿百态的动作。手指更是灵活，抓、捏、掐、拿、捻、弹许多细致动作都能做出来，故有人说“手是行动的语言”。

手势可以传达比较复杂的思想感情，依靠手能独立交流思想。例如聋哑人就是用“手语”来表达、传递思想感情的。因此，手势也是一种世界性的语言。例如鼓掌、握手、招手，表示胜利的V形指，都是无国界的通用手势。总的说来手势有如下特点。

1. 手势能表达强烈的感情　手势可以表示强调，如欢乐时手舞足蹈；愤怒时紧握拳头；懊悔时拍腿顿足；勇敢时拍胸而应；痛苦时捶胸顿足；失望时双手捂脸。

2. 手势可代笔描绘形象　人们在日常生活中常常用手表示物体的大小、高矮、长短等。戏剧中的手势更多，开门、关门、骑马、上车，都可以通过手势表现出来。

3. 手势可表示指代　如用手指示方位。问路时，人们常用手指指示方向；在人群中寻找某人时亦用手指点。另外，手势可代替数目，中国人吃酒划拳的手势就是以指代数。

美的手势要自然、优雅、准确、简洁和有力。但在日常生活中也有一些手势是不美的，甚至会严重影响一个人的风度，如搔头、掏耳、抠鼻、剔牙、咬指或用手指在桌上乱画等。而优美的手势可以用来营造某种气氛，体现出人的文化、修养和道德水平。

二、静态体姿美

从人体正面观，人体重心应在正中垂直中轴线上，而且头面躯体左右对称，无缺损。

从人体侧面观，静态姿势可以分为 4 型。

第一型：头部中轴、躯干中轴、下肢中轴处于同一垂直线上，胸部挺起，腹部内缩或平直，背部弯曲适中。体现出人体完美的线条，此型在静态姿势审美中价值最高。

第二型：头部与下肢前倾，躯干后倾，头部、躯干、下肢中轴不在同一直线上，体姿分为 3 段。胸部不像第一型向前挺起明显，背部弯曲显著。

第三型：胸部平直，不向前挺起，前腹壁松弛前突，脊柱腰曲明显，下肢中轴明显前倾。

第四型：头部明显向前伸，腹部松弛前突，脊柱胸曲和腰曲显著突出。

三、动态体姿美

动态姿势包括坐、站、行、卧，其姿态美的标准如下。

（一）优美的坐姿

总体要求是端庄、大方、自然、舒适。

入座时应轻、缓、紧、正。“轻”是指入座要轻，猛然坐下就显得粗鲁。“缓”是落座声音要柔和，忽地坐下，腾地站起，会造成紧张气氛。“紧”是指入坐时腰、腿肌肉要紧张，而髋和膝屈曲应自然。“正”是坐时要收腰挺胸，上体自然挺直。应将臀部和坐骨结节置于支撑物上，以支持除下肢以外的身躯；两足自然落地并稍有分开，膝部稍偏向客人，手置于沙发或大腿上。女性入座时，若是裙装，应用手指将裙稍稍拢一下，双腿并拢正放或侧放，双手掌心向下放在沙发或椅子的扶手上，或双手自然伸出放在双膝上。切忌含胸、弓背，因为这是造成脊柱弯曲、腰背疼痛、消化不良的病因之一。手、腿和足的恰当摆放极为重要，手心不可向上，忌伸腿、足尖朝天，甚至跷二郎腿或腿足不停抖动。同时，双膝张开不合拢是对客人的不尊重。

（二）优美的站姿

站姿应该体现出人的精神风貌，要求做到挺、直、高。

身体要保持直立、抬头、直颈、挺胸、收腹、绷腿，两眼平视前方，下颌稍收；头、颈、躯干和足在一条垂线上，两臂自然下垂；左足打开 45°，右足向前自立，右足跟对准左足中部或比左足稍前，两足不要相距太远，应以足掌而不是以足跟承受体重；两膝微弯，左膝偏向内。

应尽量避免僵硬、驼背、凹胸、肩部下垂等不良姿势。切忌弓腰、挺腹及过分偏移重心至一腿的站姿，防止造成脊柱变形、低垂等疾病。

（三）优美的走姿

走姿的步伐、动作、方式可以反映出人体的动态美和韵律美，总体要求是保持身体正直、挺胸直腰、微收小腹，膝和足尖始终正对前方行进，两臂自然摆动，步伐稳健而均匀。

正确的行姿是行走时脚步自如、轻盈、矫健，双目平视，下颏内收，颈部自然伸直，肩膀放松下垂，手臂自然摆动，人体重心位置在脐下 2～3cm 处；应使重心与前进方向一致，成一条直线，以保持身体平衡，挺直腰部是保持正确步态的关键。迈步时足跟要先着地，然后再到足掌中部和前部，膝盖要正对前方，足尖略向外，两腿不要太弯，步幅不易过大，步伐尽量均匀，步子柔和轻快，手臂宜摆动 30°左右。

走路时应尽量避免头部向前伸或低头，一摇三晃，或“八字”横行，或跛足行进等不良走姿。

优美的姿态和潇洒的动作，既符合人体解剖学和生理学规律，又给人以美的感受。

（四）优美的卧姿

良好的卧姿对于心血管、呼吸系统在安静状态下的工作起保证作用，并有助于消除肌肉疲劳。为保证心脏不受压，一般朝右侧卧最好，同时能表现出宁静的曲线美。为防止局部受压发麻甚至出现痉挛现象，仰卧也是一种较好的卧姿，但不要把手放在心前区，同时要注意颈部的护理。总之，卧姿要符合人体生理，同时应体现出美感。

第 6 章　人体各部位的美

第一节　眉与眼的美

容貌美主要指面部五官排列组合对称均匀，而眉、眼、鼻、唇、齿、耳、颈、发及面部皮肤等局部美感是构成容貌美的主要内容。一般来说，容貌美是指女性的外在美，但女性的内在美，如气质美能为容貌美增添魅力，成为容貌美的支撑。

一、眉与容貌美

女性的眉毛被喻为飞蛾、蝴蝶的双翅，故称“蛾眉”。但“娥”字原义即指女性美好的仪态，故将动态的女性眉毛美感称为“娥眉”。

(一)眉的美学功能

眉横卧于眼眶上缘眉脊处，眉头起自眉眶内上角，沿眶上缘略呈弧形走向，外侧端稍细为眉梢，双眉位于面部上停与中停的交界处。左右对称、浓淡相宜、粗细适中、形态优美的双眉对五官起着重要的协调作用，是容貌美的重要组成部分。俗话说眉目传情，眉作为眼睛上方的奇物，是专为衬托眼睛之美而生的。所以眉的美不仅仅是静态之美，更表现为动态之美，可以反映人的心理状态，扬眉则喜气盈盈，颦眉则愁云笼罩，喜上眉梢和愁上眉尖，都不失其为美。

(二)眉的美学形态

1. *眉的基本形态*　眉是生长于眼眶上缘的一束短毛，眉的内侧端称为眉头，起自眉眶内上角；眉的外侧端称为眉梢；眉头与眉梢之间称为眉腰；眉腰整体呈弧线形，其最高点称为眉峰；两眉头之间称为眉间。

2. *眉毛的基本特征*　眉毛属硬质短毛，眉头部分的眉毛斜向外上方生长，眉腰部分的上层眉毛斜向外下方生长，中层眉毛向后方生长，下层眉毛斜向外上方生长，在眉梢处合拢变细，眉梢处眉毛斜向外下方生长。因此，整个眉毛的颜色呈现眉头、眉梢颜色较淡，眉腰眉峰颜色较浓，使得眉毛更富于层次感和立体感。

3. *标准眉的位置*　标准眉的位置用 3 条线确定。A 线：内眦角与鼻翼边缘的连线(标准眉头在此线的延长线上，两眉头间距等于一个眼睑裂长度)；B 线：两眼平视正前方，鼻翼与瞳孔外缘连线(标准眉的眉峰位置在此线延长线与眉相交的位置，为眉弧形的最高点)；C 线：鼻翼与外眦角的连线(标准眉的眉梢应在此线的延长线上，其尾端与眉头应在同一水平线上)。

(三)眉毛的分型

1. *按眉头位置分型*

(1)离心眉：两眉头距离过远，眉头位于 A 线以外的眉称为离心眉。此眉安详、松散、略显痴呆。

(2)向心眉:两眉头距离过近,眉头位于A线以内的眉称为向心眉,两眉头连在一起时称为连心眉。此眉型让人感到紧张、压抑或严肃。

2. 按眉腰走行分型

(1)平直眉:眉头、眉腰、眉梢走行趋于直线。此眉给人以正直、亲切之感。

(2)上挑眉:眉腰和眉梢向外向上扬起。此眉给人以英武、勇猛之感。

(3)下斜眉:又称八字眉,眉腰走行向下,眉头高,眉梢低。此眉给人以滑稽、悲伤之感。

(4)长弧眉:眉峰在眉中外1/3处向上向外挑起,眉弓较高,眉毛弧度大。此眉给人以清秀、善良之感。

(5)柳叶眉:眉腰走行弧度小,眉头及眉梢略窄,眉腰略粗,波曲上扬。此眉给人以端庄秀美之感。

3. 按眉的整体形态分型

(1)方刀眉:眉峰方直形似刀切斧劈,此眉给人以刚正、英武之感,多见于男性。

(2)月棱眉:眉形如上弦之月,此眉给人以慈祥、贤惠之感。

(3)扫帚眉:眉毛散乱无序,如扫帚状,此眉给人以精神不振、迟钝之感。

4. 按眉毛粗细、浓淡及分布分型

(1)狮子眉:整个眉毛浓黑粗大,给人以威严之感,多见于男性。

(2)短粗眉:眉毛粗而短,给人以刚毅强悍之感,多见于男性。

(3)清秀眉:眉毛稀疏色淡,给人以文质彬彬、清秀之感。

(4)寿星眉:眉峰及眉梢的眉毛长而垂,此眉多见于老年男性。

(5)残缺眉:眉毛的某一部分残缺,给人以不完整之感。

(四)眉毛与外貌

眉头、眉峰及眉尾三者间的关系至关重要,可决定眉毛的整体形态,同时也影响一个人的外貌,反映不同的性格,给人带来不同的印象,如双眉头相距太近、眉尾方向太向上,眉毛又分散或显粗常给人以"凶相感";双眉头相距较宽、毛质柔和给人的印象常是宽厚、和蔼;眉峰至眉头有适当斜度则使人显得英俊,当然不排除其他条件,如眼形与面、鼻形整体的配合;眉峰太高脸形即显得过长,相反则脸形较宽。

眉与脸型也有十分重要的关系,圆脸形不宜配长而平的眉,否则有碍容颜,宜配微上斜的眉形较适宜。三角形脸的眉形更不宜也呈三角形,如果眉峰太高则面形会被夸大得太长,此种脸形宜配以微上挑的圆弧形眉则相称。倒三角形脸眉不可过份有棱角,否则很不协调,宜是圆弧形才可避免面额过宽的压迫感。长方形脸眉形不宜是弧形或眉峰过高,否则会突出脸形过长,宜于横向形眉为好。方形脸眉形也不宜眉峰过高或过于纤细,否则很不协调,宜有一定棱角、比例适中的眉。菱形脸眉形不能下斜,否则面部宽更显突出,以圆弧形眉为好。

(五)理想的眉毛

理想的眉应处于标准眉的位置,眉头位于A线的延长线上,眉峰位于B线的延长线上,眉梢位于C线的延长线上。双侧对称,浓淡相宜,富于立体感,其弧度、粗细、长短、疏密等要素要与每个人的眼、鼻、面及唇形相协调。同时还与性别关系密切,一般女人的眉宜纤细并与眼、鼻、脸配合适当且形似柳叶。所谓柳叶眉也是女性眉靓丽的特点,不然则多须修整。而男人为显阳刚之美则以浓眉、剑眉为美。

二、眼与容貌美

(一)眼的美学功能

眼睛美也被称为明眸美,眼睛的形态在面容上的位置及五官其他部位的相互关系是明眸美的第一层含义。明眸美包括眼球、眼皮、眼眶、睫毛等。种族不同,眼球内膜的颜色也不同,使眼睛呈现出不同的色彩。黄种人的眼睛以黑白分明为美;古人以丹凤眼为美,其内眼角微微呈钩状,外眼角上翘,单眼皮、细长有神。现代人多以双眼皮为美;深眼窝;浓密柔长的睫毛。而明眸美的第二层含义是指眼睛的生动、有神,可以表达情感。古诗中的“巧笑倩兮,美目盼兮”“回眸一笑百媚生”等诗句,就是对眼睛动态美的描写。因此,形态优美、视物清晰、晶莹清澈、黑白分明、富于变化、具有传神达意之感的眼睛,是形与神的和谐统一,是真正明眸美的体现。

(二)眼的美学特征

1. 眼的基本形态　眼的外部有上睑和下睑两部分,其间为睑裂。上睑覆盖眶上缘与额部相连,下睑覆盖眶下缘与面颊部相连,上睑宽于下睑。上下睑缘相连形成内眦与外眦,内侧角钝圆称为内眦,外侧角呈锐角称为外眦。上睑的皮肤在睁眼时形成两条皱襞,上方一条皱襞靠近眶上缘者称为眶睑沟;下方一条皱襞靠近睑缘者称为上睑沟,也称重睑线,有上睑沟者表现为重睑,无此沟者表现为单睑。下睑皮肤表面有下睑沟、下睑颧沟、下睑鼻颧沟,随着年龄的增长,下睑的 3 条沟会逐渐明显。上下睑缘生长的短毛为睫毛,具有保护眼睛和美化眼睛的作用。

2. 眼的局部结构美

(1)眼睑:上睑有特殊的上睑提肌,所以它的活动范围较下睑大得多,其活动幅度约为 10mm,正常人睁眼平视时,上睑可遮盖角膜上部 2mm,下睑缘恰好在角膜下缘。闭眼时,上睑遮盖全部眼裂,下睑稍稍上提。由于上睑的活动幅度大,变化明显,在相当程度上决定眼睑外形,因此在眼部审美中占有重要地位。不同人种上睑皮肤的薄厚亦不同,西方人上睑皮肤薄,皮下组织及脂肪少,睑板较宽,眼睛凹陷、眶睑沟明显,重睑线宽大,眼睛深邃而有立体感。东方人上睑皮肤厚,皮下脂肪较多,上睑不凹陷,眶睑沟不明显,眼睛显得臃肿、扁平,缺乏立体感。

(2)眼裂:当眼睛睁开时,上下睑缘之间有一横椭圆形的暴露区,即眼裂。眼裂高度是指眼睛平视正前方时上下睑缘之间的距离,平均值为 7～12mm。一般黄种人眼裂高度较小,称为细窄型;白种人眼裂高度适中,称为中等型;黑种人眼裂高度较大,称为高宽型。眼裂宽度是指睑裂内外眦水平距离,平均值为 25～30mm,其宽度与面宽的比例应符合“三庭五眼”的五眼要求。睑裂轴是指睁眼时内外眦之间的连线,根据睑裂轴的角度可分为 3 型。①水平型:睑裂轴呈水平位,我国成年人以此类型居多,占 82.06%;②内倾型:睑裂轴自内向外上方倾斜,内眦低于外眦,双眼呈上挑形,此种类型占 13.23%;③外倾型:睑裂轴自内向外下方倾斜,内眦高于外眦,双眼呈八字形,此种类型最少,占 4.71%。

中国传统美认为,内倾型睑裂,即睑裂轴与水平线夹角为 10°,外眦高于内眦 2～3mm 为美。

(3)眦角:分为内眦和外眦,内眦角较圆钝,外眦角较锐利。东方人约有 50%的人存在内眦赘皮,而西方人几乎无内眦赘皮。内眦赘皮为遮盖内眦部垂直的半月状皮肤皱襞,常由上睑向下延续，皆为双侧性。内眦赘皮使眼裂横径缩短，眼形变小，同时使两内眦间距离增大，失去标准比例。

(4)角膜、巩膜、虹膜：角膜是无色透明，由其后方的虹膜色素和瞳孔衬托而呈深色，通常称为“黑眼珠”。巩膜为不透明的瓷白色，表面覆盖有透明的球结膜，通常称为“眼白”。虹膜的颜色决定于虹膜实质中所含黑色素的多少及其分布情况。白种人虹膜色素少，虹膜多呈蓝色或碧绿色。黑种人虹膜含黑色素较多而呈现棕黑色。黄种人介于两者之间，虹膜为棕色。同一人种，虹膜颜色也存在差异，一般女性色泽略深于男性。另外，瞳孔形态的大小、位置、缩放情况等，与眼神、情感传递有着密切的关系。

(5)睫毛：上下睑缘生有2～3行的硬质短毛称为睫毛，与眼睑共同完成保护眼球和角膜的作用。上睑睫毛长而多，平均长度为8～12mm，有100～150根，向前上方弯曲生长，平视时倾斜度为101°～130°。下睑睫毛短而少，平均长度为6～8mm，有50～80根，稍向下方弯曲，平视时倾斜度为90°～120°。故当闭眼时上下睫毛并不交织。根据睫毛的倾斜度可以将其分为：上翘型睫毛、平直型睫毛和下垂型睫毛。睫毛的颜色一般较头发深，也不因年老而变白，但由于某种疾病，如白化病时会变成白色。一根发育完全的睫毛，自拔除至长到原来的长度约需10周时间。浓密、弯曲、上翘、乌黑、灵动的睫毛，可以使眼部更具有立体感，对眼型美有重要的修饰作用。

(三)眼的分型

1. 按照上睑有无皱襞及皱襞多少分型

(1)单睑型：上睑自眉弓下缘到睑缘间皮肤光滑，睁眼时无皱襞形成，俗称单眼皮。

(2)重睑型：上睑皮肤在睑缘上方有一浅沟，俗称双眼皮。

(3)多睑型：上睑皮肤有多个皱襞。

2. 单睑按上睑皮肤弹性及皮下脂肪量分型

(1)正力型：上睑皮肤不松弛，弹性好，皮下脂肪充盈适度，多见于青年人。

(2)无力型：上睑皮肤松弛，弹性差，皮下脂肪稀少，多见于中老年人。

(3)超力型：上睑皮肤紧绷，皮下脂肪充盈过度，俗称“肿泡眼”，多见于体胖者。

3. 重睑分型

(1)按重睑线与上睑缘走行关系分型

①平行型：重睑线与上睑缘平行，重睑高度内外大致相等。

②新月型：重睑线内外端靠近上睑缘，甚至与内外眦相汇合，中间部分离上睑缘较远，形似弯月。

③广尾型：重睑线内侧端靠近上睑缘或与内眦汇合，外侧端远离上睑缘，呈扇形。

(2)按重睑线显露情况分型

①全双型：重睑线与上睑缘平行，重睑线内外端均可显露出来。

②中双型：重睑线内1/3处皱襞较窄，向外逐渐加宽。

③半双型：重睑线内1/3处皱襞不明显，直至外1/3处才显露并逐渐加宽。

④隐双型：重睑线几乎与上睑缘重合，皱襞较窄，睁眼平视时呈单睑状态，睁眼下视时可见重睑线，又称内双型。

4. 按眼裂形态分型

(1)标准眼形：标准眼形为双眼对称，双眼之间的距离等于1只眼的宽度，与面部宽度的比例应符合“三庭五眼”的“五眼”要求；上睑缘与眉毛间的最佳距离是 1 只眼的高度，眼睛高度的理想值是在 10～12mm 以上，长度一般在 30mm 以上为佳；眼裂长度为 30～34mm，眼裂高度为 10～12.5mm，上睑最高点为中、内 1/3 交界处，下睑最低点为中、外 1/3 交界处；眉毛下缘至上睑缘距离最好是在 15～20mm；内眦睑裂角为 45°，外眦睑裂角为 60°～70°；角膜露出率为 75%～80%，角膜直径为 12～13.6mm；眼珠的露出率在 95%左右，这样的眼部形态给人一种完整、匀称、得体、有神的美感。

(2)丹凤眼：外眦角大于内眦角，外眦高于内眦，睑裂细长呈内窄外宽，黑眼珠和眼白显露适中，眼睑皮肤较薄，有东方女性秀美之感。

(3)细长眼：睑裂细长，高度与宽度比例不当，睑裂高度不足、宽度有余，睑缘弧度小，黑眼珠及眼白露出较少，常给人一种无精打采之感。

(4)眯缝眼：睑裂窄短，内、外眦均较小，睑裂高度与宽度均不足，高度尤其不足，黑眼珠与眼白大部分被遮挡，眼球显小。眼睛缺乏神采和魅力。

(5)圆眼：睑裂高宽，睑缘呈圆弧状，黑眼珠与眼白露出较多，眼睛整体大而圆。给人以明亮、机灵有神之感。

(6)突眼：睑裂过于宽，眼球大，向前方突出，黑眼珠全部暴露，眼白露出范围也多，甚至黑眼珠四周均有眼白显露。睑裂过大，眼珠突出过多，常为病态表现。

(7)斜眼

①上斜眼：俗称吊眼，外眦角高于内眦角，睑裂轴向外上倾斜度过高。此眼形给人以灵敏、机智感，但也易使人呈现冷淡、严厉之感。

②下斜眼：俗称垂眼，外眦角低于内眦角，睑裂轴向下倾斜。此眼形给人幽默、可爱之感，但也易使人呈现悲伤、忧愁之感。

(8)三角眼：由于上睑皮肤中外侧松弛下垂，外眦角被遮盖显小，呈三角形。

(9)近心眼与远心眼

①近心眼：主要是内眦间距过窄，两眼过于靠近，使五官呈现聚集状，给人以紧张、严肃之感。

②远心眼：为内眦距离过宽，两眼分开过远，使面部显宽，给人以温和之感，但是过宽的眼距则给人以呆板、愚钝之感。

(四)理想的眼睛

一般认为，美的眼睛应该是能表述心理活动和情绪变化的。大而明亮的眼睛，眼角细长的眼睛，清澈的眼睛，配以浓密、弯曲、乌黑、上翘的睫毛，是美的；细小的眼睛，臃肿的眼睛，下垂的眼睛，则是不美的。

第二节　鼻与耳的美

一、鼻与容貌美

(一)鼻的美学功能

鼻子位于面部正中，向前隆起呈长三角形锥状体，对构成容貌起重要作用。鼻在面部“中庭”的中心，鼻的中轴线将面部分为对称的左右两侧，同样也把鼻子分为对称的左右两侧，鼻的突起与眼的凹陷形成鲜明对比，构成了面部的立体感，对于面部轮廓美起到重要作用。

(二)鼻的美学特征

1. 鼻的基本形态　鼻为位于面部正中的一个三角形锥状体，向前突出于面部，以鼻的中轴线左右对称。鼻子的形态主要由外鼻决定，外鼻分为鼻根、鼻梁和鼻尖三部分。鼻根与额部相连，鼻尖为鼻的末端部分，主要由两块鼻翼软骨构成，每个鼻翼软骨各有一个内侧脚和外侧脚。两个内侧脚在鼻尖的下方连成鼻小柱及鼻尖部分支架，两个外侧脚在鼻尖左右分开，构成两个鼻翼。鼻根部和鼻尖部中间即为鼻梁。鼻翼与鼻侧壁形成的沟称为鼻翼沟，鼻翼至同侧嘴角过渡的沟称为鼻唇沟。

2. 鼻的局部结构美

(1)鼻根：位于鼻梁最上端，与额部相连，是鼻梁的最凹陷处。

①鼻根高度：是指鼻根在两眼内眦连线上的垂直高度，可分为3个等级：Ⅰ级(鼻根高度在7mm以内)；Ⅱ级(鼻根高度为7～11mm)；Ⅲ级(鼻根高度为11mm以上)。

②鼻根点凹陷：从鼻根点的侧面看，可将其分为4级：0级(鼻根点无凹陷)；Ⅰ级(鼻根点略有凹陷)；Ⅱ级(鼻根点有明显凹陷)；Ⅲ级(额骨与鼻骨相连有明显的转折)。

(2)鼻梁：鼻根与鼻尖之间的部分称为鼻梁，又称“鼻背”。鼻梁上1/3为骨性支撑，硬而稳固，下2/3为软骨支撑，具有一定的弹性和活动度。鼻梁的长度一般为6.0～7.5cm。鼻梁的垂直高度约占人面部高度的1/3。鼻梁的侧面形态大体分为3类，即凹形鼻梁、直形鼻梁和突形鼻梁。每一类又分为许多型。

(3)鼻尖：鼻尖由两侧鼻翼软骨支撑，上接鼻梁，两侧连着鼻翼。根据鼻尖的形状可将其分为3种类型：尖小型(鼻尖尖而小，曲率半径＜8mm)、中间型(鼻尖大小中等，圆尖适度，曲率半径8～12mm)、钝圆型(鼻尖肥大钝圆，曲率半径＞12mm)。根据鼻基底部与水平面的关系也可将鼻尖分为3型：上翘型(鼻基底部高于水平面，形成一定的角度)、水平型(鼻基底部与水平面平行)、下垂型(鼻基底部低于水平面，并形成一定的角度)。

(4)鼻翼

①鼻翼高度是指鼻翼下缘至鼻翼沟的最大垂直距离，根据鼻翼高度与鼻高的关系可将鼻翼分为3型：低鼻翼(鼻翼的高度为鼻高的1/5左右)、中鼻翼(鼻翼高度为鼻高的1/4左右)、高鼻翼(鼻翼高度为鼻高的1/3左右)。

②鼻翼的突度是指鼻翼的膨隆程度。根据鼻翼与鼻侧壁的关系可将鼻翼分为3型：不突型(鼻翼与鼻梁侧面几乎在同一平面上)、微突型(介于不突与甚突两者之间)、甚突型(鼻翼较肥大，较鼻梁侧面突出很多)。

③就鼻翼与鼻唇沟的关系，可将鼻翼分为3种：鼻翼沟与鼻唇沟不汇合、鼻翼沟与鼻唇沟微汇合、鼻翼沟与鼻唇沟完全连成一直线。

④就鼻唇沟的深度，可将鼻翼分为不明显、中等和非常明显3种。

(5)鼻孔：按照人的鼻孔形态可将鼻孔分为6种类型：纵椭圆形、三角形、斜椭圆形、圆形、斜卵圆形和横椭圆形。

(三)鼻的类型

十分完美无缺的鼻子是不存在的，主要是看鼻子的形态是否符合本民族的特点和在面部整体形态中的比例是否协调。部分学者将生活中常见的鼻子分为以下几种。

1. 理想型鼻　鼻梁挺立，鼻尖圆阔，鼻翼大小适度，鼻型与脸型、眼型、口型比例协调。

2. 鹰钩鼻　鼻根高,鼻梁上端窄而突起,鼻尖部呈尖端状且向前方弯曲成钩状,鼻中隔后缩。

3. 蒜型鼻　鼻尖和鼻翼圆大,鼻翼与鼻的形态不明显。

4. 朝天鼻　鼻尖位于鼻翼之后,鼻孔可见度大。

5. 小翘鼻　鼻根、鼻梁与鼻尖相比略显低,鼻尖向上翘起。

6. 小尖鼻　鼻型瘦长,鼻尖单薄,鼻翼紧附鼻尖,展开度不大。

7. 塌鼻　鼻梁扁平,鼻翼及鼻尖大而开阔。

(四)理想鼻形

鼻的外部形态,因种族不同而有显著差异,如欧美人的鼻梁高挺,东方人的额骨鼻根处一般宽阔,低平。额骨鼻根至鼻尖,男性近似直线,女性鼻尖微翘,曲线较柔和。

鼻子外部形态的差异,给人的印象特征也不尽相同。一副直挺流畅的鼻子,给人们以聪明伶俐及俏美的印象;粗犷挺拔的鼻外形,赋予男子阳刚之美。外鼻鼻梁塌陷、鼻头宽大,给人以愚钝的之感;鼻梁凹凸弯曲,鼻尖下垂,给人留下的阴险、奸猾、凶残及惧怕的感觉。另一方面,不同人种的鼻形,结构基本相同,但在大小上有一定差异。然而大一点更美,还是小一点更美呢?这就应该依所属人种的颜面和躯干的整体形态是否与之相协调而论,不难想象把西方人种的鼻子装在中国人的脸上,或者把中国人的鼻子装在西方人的脸上,显然都是不美的,因为它破坏了人的整体形态的协调性。

根据我国民族的特点,一些学者研究出国人鼻型美的有关参数,可供参考。

1. 鼻在面部的位置　以鼻根为中心,以鼻根至外眦距离为半径画圆,此圆的弧度经过鼻小柱、鼻翼缘,可显示成年人鼻在面部的基本位置。对儿童,此圆的弧经过口角;对成年人则经过鼻小柱、鼻翼缘。

2. 鼻长度　占面长度的 1/3。

3. 鼻宽度　两鼻孔外侧缘的距离,一般相当于鼻长度的 70%。鼻根部宽度 10mm 左右,鼻尖部约 12mm。

4. 鼻的高度　鼻根部鼻梁的高度一般不低于 9mm,女性约 11mm,男性约 12mm。鞍鼻患者的内眦点(鼻根部)平均高度为 4mm。鼻尖的高度:一般理想的高度相当于鼻长度的1/3,男性 26mm,女性 23mm 左右,低于 22mm 者为低鼻型。额鼻尖线与鼻梁线和前额线形成一个三角形,鼻根部的最凹陷点在此三角形的顶点。高鼻梁者,此三角形的顶点在两眼内眦连线稍上方,低鼻梁者在此连线下方。多数人鼻根部凹陷点在两眼内眦连线水平上。

5. 鼻背线　一般与耳轮至下颌体连线成平行。

6. 鼻面角　即前额至切牙线,与前额至鼻背线的夹角。理想的鼻面角为 30°～33°。

7. 鼻唇角　即鼻小柱前端至鼻底,与鼻底至上唇红唇间的交角,一般为 90°左右。鞍鼻畸形患者,此角明显增大,鼻的长度明显缩短,出现鼻孔朝天的畸形特征。

8. 额鼻角　即鼻背与眉间所形成的角。正常情况下此角＞120°,相当于上睫毛缘与内眦水平。此角关系到鼻形的曲线美,若小于此角度,则外鼻前突;若此角位置较高,则呈长鼻畸形;若偏低,则呈短鼻畸形。

9. 鼻尖曲率半径　理想的鼻尖曲率半径为 8～12mm,8mm 以下或 12mm 以上均不理想。

10. 鼻孔呈卵圆形　直径不超过鼻翼内侧脚。

11. 鼻翼宽度　为鼻小柱上部、两翼缘连线之和，相当于两眼内眦向下之垂线的宽度。

12. 鼻的正面观和侧面观　呈黄金三角形。

二、耳与容貌美

(一)耳的美学功能

耳虽不像眼睛和鼻子那样受人瞩目和评价，但它仍有其显著的美学价值的形态学特征。它对称性的生长维持了人体形式美的对称与均衡，没有耳的存在，头部会显得非常突兀，一对坚实、饱满的耳对容貌美有促进作用。而且耳郭上丰富多彩的耳饰更能衬托人的容貌美。

(二)耳的美学特征

有关耳的美学观受各民族社会心理因素的显著影响，更随时间和地域的不同在不断地变化着，而且耳郭不但在群体中形态各异，就是同一个人，双耳也在皮纹、耳轮与对耳轮的弯曲度、耳甲腔深度及耳垂形态等方面略有差异。

1. 耳的基本形态　耳由外耳、中耳、内耳三部分组成，与容貌有关的是外耳，即耳郭部分。耳郭左右各1只，形态及大小对称，前面凹凸不平，后面微微隆起并且平整。耳郭卷曲的游离缘为耳轮，其上方有稍突起的小结节为耳轮结节，也称达尔文结节。耳轮向前终止于耳轮脚，耳轮脚几乎呈水平方向位于外耳道口上方。耳轮前方有一与其大致平行的隆起，称为对耳轮。对耳轮逐渐向上并向前分成上脚和下脚，两脚之间的凹陷称为三角窝。耳轮与对耳轮之间的一长沟为耳舟。对耳轮前方较大的凹陷部称为耳甲，耳甲被耳轮脚分为上下两部分，上部分称耳甲艇，下部分称耳甲腔。耳甲腔前面为外耳道口，其前外方有一小三角形突起称耳屏。在对耳轮的前下端，与耳屏相对处有一隆起为对耳屏，耳屏与对耳屏间的凹陷称耳屏间切迹。耳垂在耳郭的最下端，无软骨组织，仅由皮肤及皮下脂肪组织构成。

2. 耳的标准位置　耳郭位于头颅左右两侧，其上端与眉毛的水平线齐，下部与鼻底水平线相齐。耳轮脚与颞部连线与外眦水平线齐，耳垂与颊部连线与鼻尖水平线齐，耳郭与头颅侧面的夹角(耳颅角)约30°，耳甲与耳舟成直角，耳甲与颅侧壁成直角，耳郭长轴与鼻背线长轴夹角约为13°，乳突与耳轮缘的距离约为1.8cm。

3. 耳垂

(三)耳的分型

根据耳郭的外展程度、耳郭的形态及耳垂的形态可以将耳分为以下几种类型。

1. 根据耳郭的外展程度，及其与颞部形成的角度进行分类

(1)紧贴型：耳郭横轴与颞部的角度不超过30°。

(2)外展型：耳郭横轴与颞部的角度在60°以上。

(3)中等型：耳郭横轴与颞部的角度在30°～60°。

2. 根据耳郭的基本形态、耳轮、对耳轮及耳轮结节的形态进行分类

(1)猕猴型：耳轮上外侧呈尖形突出而不向内卷曲，耳垂大而圆。

(2)长尾猴型：耳轮上缘有尖形突起，外侧缘向内卷曲不明显，耳垂大而尖。

(3)尖耳尖型：又称达尔文结节型，耳轮外上缘圆滑，外侧缘向内卷曲，达尔文结节明显。

(4)圆耳尖型：耳郭较宽，上缘略圆，耳垂下缘略呈尖形，达尔文结节较明显。

(5)耳尖微显型：耳郭上缘平坦，侧缘向内卷曲延伸至耳垂，耳垂小，达尔文结节明显。

(6)缺耳尖型：耳郭外缘弧度较大，边缘向内卷曲明显，耳垂小，达尔文结节不明显。

3. *耳垂形态* 耳垂的形态变异很大，其大小位置也各不相同，有的种族甚至没有耳垂，而有的种族的耳垂会随着年龄的增长而增大。我们根据耳垂形态的不同，常分为圆形、方形、三角形、附连三角形、小圆形和短方形 6 种。前 4 种为基本形态。

(1)圆形：耳垂向下悬垂呈圆形。

(2)方形：耳垂呈方形，耳垂与颊部的皮肤相连接几乎成为一条直线。

(3)三角形：耳垂下部边缘向上吊起呈三角形，大部分或者完全与颊部皮肤相连接。

(4)附连三角形：耳垂的内侧完全与颈部皮肤相连接，但整个耳垂看上去还是处于三角形形态。

(四)理想的耳

根据亚洲人的容貌特征，健康、正常的耳郭应该满足耳的标准位置，同时耳郭长度约为 65mm；65mm 以下属小耳，55mm 以下为严重的小耳畸形，＞70mm 为大耳畸形。耳郭的宽度男性为 31～34mm，女性为 29～33mm。耳甲的深度约为 15mm。耳垂的长度一般在 16mm 左右。耳郭外形圆滑，线条流畅，无明显尖耳；耳郭各组成部分之间比例协调，结构清晰，耳垂圆润、大而饱满。

总之，耳郭不但在人群中各异，就是同一人左右亦不一样。轻度的差异不会引起人们的注意，因为人们不可能同时对比地观察双耳。根据这个基本的事实，我们应当以“不引起常人特别注意”作为判断正常耳还是异常耳的美学标准。

第三节 唇、牙、颏之美

一、唇与容貌美

(一)唇的美学功能

口唇在面部的作用和在容貌美学中的重要性仅次于眼睛，有时尚胜于眼睛。达·芬奇的著名肖像画“永恒的微笑”，其重点就在唇。唇汇聚线条美、色彩美、动态美等多种形式美要素于一身。由于唇是人的感情冲突的焦点，因此有人称它为“面容魅力点”和“爱情之箭”。

(二)唇的美学特征

1. *唇的基本形态* 口唇部是指上、下唇与口裂周围的面部组织。上界为鼻底线，下界达颏唇沟，两侧以唇面沟为界与颊部相邻。口唇分上唇、下唇，两唇之间的横行裂隙称为口裂，口裂的两端为口角。

2. *上下唇均可分为三部分*

(1)皮肤部(也称白唇)：表面覆盖的是皮肤。

(2)红唇部：为口唇轻闭时，所见到的赤红色的口唇部，是皮肤与黏膜的移行区域。红唇部皮肤极薄，没有角质层和色素，因而能通过血管中血液颜色形成红唇。红唇区表面为纵行细密的皱纹。

(3)黏膜部：在唇的里面，为光亮的粉红色，系口腔黏膜的一部分。

3. *唇的局部结构美*

(1)人中和人中嵴：上唇皮肤部表面正中为人中，这是人类特有的结构。人中部中央纵行的凹陷为人中凹。人中凹上接鼻小柱，下续唇谷，高度为13～18mm，两侧隆起的边缘为人中嵴,也称人中柱,其下方正是唇峰的最高点。人中嵴两侧为侧唇区,以唇面沟与面颊部毗邻。上唇的高度是指鼻小柱根部至唇峰的距离,而不包含红唇部。我国成年人上唇平均高度为13～20mm,根据此高度的差异一般可分3类。①低上唇:上唇高度低于12mm;②中等上唇:高度在12～19mm;③高上唇:高度＞19mm。上唇皮肤高度低于10～12mm的人唇形就不那么美了。上唇的突度不同,可分为5种类型:突出凹型,占45.5％;突出直型,占24.8％;突出凸型,占9.5％;笔直型,占19.3％;后缩型,占1.0％。

(2)唇缘弓:也称唇红线,是口唇皮肤部与唇红部交界处呈现出的弓形曲线。上唇唇缘弓的曲线起伏弧度变化大,形成了上唇的唇峰和唇谷。唇谷位于唇缘弓中央最低凹处。此谷上续人中凹,下与唇珠相毗邻。唇谷中央凹陷处形似钝角形,称为中央角,中国人此角一般为150°～160°。中央角两边呈弧形曲线向两侧上方走行续于唇峰内侧边。唇峰是唇谷两侧的两个高高突起的部分,位于唇缘弓与人中嵴交界处,构成唇缘弓的最高部。唇峰中央最高凸起部也呈钝角形,称左右外侧角,中国人此角一般为210°～240°。两侧唇峰的两边向外续于口角,内侧为唇谷两边,两侧唇峰的最高点比唇谷最低点高出3～5mm。

(3)唇珠:上唇唇缘弓中央唇谷下前方有一结节状突起,在婴幼儿期更为明显,称唇珠。唇珠两侧的红唇欠丰满,而形成唇珠旁沟,此沟的存在衬托得唇珠更为突出丰满,使唇部更具美的魅力。

(4)下唇:下唇唇缘弓微隆起呈弧形,红唇部较上唇稍厚,突度比上唇小,高度比上唇略短。下唇与颏部之间形成一沟,称为唇颏沟,此沟存在与否,过浅或过深对容貌美均有影响。根据下唇与颏部角度的关系,可将下唇前突程度分为3型。①凹形,占59.0％;②直型,占29.0％;③凸型,占12.0％。

(5)口角:正常人的口角位置约位于平视状态下,经瞳孔向下的垂线与尖牙与第一前磨牙间的交叉点处。当唇部自然放松时,上颌切牙外露约2mm,微笑时,则牙冠部分外露,但不超过2/3。

(6)口裂宽度:指上下唇轻闭时,内外口角间距离,可分为3种类型。①窄小型:宽度30～35mm;②中等型:宽度36～45mm;③宽大型:宽度46～55mm。口裂宽度应与面部、鼻部及内眦间宽度相协调。口裂宽度与内眦间距之比为3∶2或者符合黄金指数的要求。

(三)唇的分型

1. 当上下唇轻轻闭合时,唇形轮廓正面观分为3型。

(1)方唇:上唇唇峰明显,下唇弧度小、平直,与上唇唇峰对应处有明显的转折点,唇峰距离较远,唇厚度、口裂宽度正常。多见于黄种人。

(2)扁平唇:上下唇薄,口裂宽度较大,唇形扁平,唇弓较清晰。多见于白种人。

(3)圆唇:上下唇厚,唇弓弧度大,唇峰不明显,甚至无明显唇峰及唇谷。

2. 根据唇的高度、厚度、前突度、口角位置、口裂宽度可以分为以下几型。

(1)理想型:口唇轮廓线清晰,下唇略厚于上唇,唇珠明显,口角微翘。

(2)厚唇型:口轮匝肌与疏松结缔组织发达,使上下唇肥厚,上唇厚度＞8mm,下唇厚度＞13mm,唇峰高,有外翻倾向,此唇形给人诚实、憨厚之感。

(3)薄唇型:上下唇单薄,上唇厚度＜5mm,下唇厚度＜10mm,此唇形给人伶俐、冷漠之感。

(4)口角微翘型:口角位置略高于标准位置,唇缘弓起伏明显,富于动感,呈微笑状,此唇形给人甜美之感。

(5)口角下垂型：口角位置低于标准位置，下唇唇缘弓弧线向下。此唇形给人忧愁、悲伤之感。

(6)尖突型：上下唇薄而尖突，特征是唇峰高，唇珠小而前突，唇缘弓弧线不圆滑，此唇形给人奸诈、冷漠之感。

(7)瘪上唇型：上牙床位于下牙床之后，形成上唇后缩下唇突出的形态，一般是上唇薄下唇厚，此唇形破坏了面部的侧面轮廓，使人失去美感。

(四)理想的唇

唇的美与丑，不能脱离每个人的具体特征。只有与脸型相配、与五官协调、与性格气质相符的唇型，才能产生的人的美感和魅力。随着人们对审美观念的改变，美的观念也有所不同。以往我国古代有"柳叶眉、杏核眼、樱桃小嘴一点点"来赞美女性美。而在现代女性中则认为"嘴大一些才是漂亮、性感"。

优美的唇型可以展示人们的端庄、漂亮、秀丽、高雅和无限魅力。口唇过薄，会显得老态，俗称老婆嘴；过厚，则会使人显得木讷。

理想的唇形应是口唇轮廓清晰，唇峰、唇谷明显，唇珠突出，口角微翘，唇红线条流畅富于动感，口唇富于立体感。从侧面看，上唇较下唇略松且薄，轻轻盖在下唇之上，并微微突出、翘起。上唇的高度应与鼻尖的高度相似，且与鼻小柱成 90°。上唇的厚度为 5～8mm，下唇厚度为10～13mm，口裂宽度为 36～45mm，唇的大小与鼻型、眼型、脸型相适宜。唇红表面光滑无褶皱及脱皮，颜色红润、娇艳、丰满。女性的唇以丰满圆润为美，男性的唇以轮廓清晰的方唇为美。

二、牙齿与容貌美

(一)牙的美学功能

笑容是美丽的起始点，也是社交的通行证。但许多女孩子苦于牙齿的种种问题而被迫选择终日紧闭双唇，失去笑容的同时也失去了自信。有很多美丽的女孩子，甚至是模特和明星：她们五官精致、体态优美，极具女性的魅力。但是却由于牙齿不齐、齿色黯淡令她们丧失了笑的勇气。要笑得完美，牙齿是绝对不能忽视的。整齐而洁白的牙齿可以为甜美的微笑增添魅力与姿色。

完整而整齐的牙齿可以维持良好的牙弓形态和面颊、唇部的对称与丰满，对于保持面部外形轮廓起到支持作用。如牙列缺失严重，将会造成颊部凹陷，皱纹增多，面容衰老；如牙齿对合异常，将会造成"暴牙""地包天"等形态，影响面部侧面轮廓；如长期用一侧牙齿咀嚼食物，则会增强该侧的咬肌，使得面部偏斜，失去对称美。

牙齿本身也具有重要的审美意义。如前后有序、大小有别的牙齿连线排列呈抛物线的弓形即是一种自然的排列美；整齐的牙齿以正中切牙为中心向两边对称生长，展现了对称美；洁白如玉的牙齿与红润的唇部形成了对比鲜明的色泽美；牙齿辅助发音的功能使得人讲话可以字正腔圆，体现了声音美；因此，牙齿在面部容貌美中起到不可忽视的重要作用。

(二)牙的美学特征

牙的基本形态：人的一生有两副牙齿，即乳牙与恒牙。乳牙于生后 6 个月左右萌出，至 2.5 岁左右全部萌出，共有 20 颗。恒牙于 6～13 岁开始依次萌出，并替换掉相应的乳牙，恒牙共有 32 颗。其中 4 颗为第三磨牙，也称智齿，有的人终生不长智齿，或只长 1～2 个智齿，因此成年人恒牙数目可以是 28～32 个。根据牙齿各自所发挥作用的不同，它们在形态上也有差异，有的以切割食物为主，叫切牙；有的以撕裂食物为主，叫尖牙（俗称虎牙）；有的以磨碎食物为主，叫磨牙。28～32 颗恒牙中有切牙 8 颗，尖牙 4 颗，前磨牙（也称双尖牙）8 颗，磨牙 8～12 颗。

（1）切牙：切牙（又称门牙）位于口腔前部，在面中线两侧对称排列，切牙使用切缘在咀嚼肌的协同作用下，将食物切成块。中切牙有 4 颗，与中切牙相邻的是侧切牙，也有 4 颗。中切牙和侧切牙组成为切牙组。切牙位于牙弓前部，其缺损、异常对发音及容貌美有直接影响。

（2）尖牙：尖牙（又称犬齿），位于口角处，因为它粗大而根长，深深埋在颌骨里，能够承受较大的力量，因此能撕碎食物。尖牙有 4 颗，组成尖牙组。尖牙对口角起到支撑作用，如其缺损，口角上部易造成塌陷，对面容影响较大。

（3）前磨牙：前磨牙（也称双尖牙），位于恒磨牙之前、尖牙之后，共有 8 颗。该牙的牙冠上是有两牙尖，从中线开始往里面数时第 4 颗、第 5 颗就是双尖牙。生理作用是穿刺和磨细食物。

（4）磨牙：磨牙位于前磨牙之后，不易显露，上下共有 8 或 12 颗。牙冠大，呈立方体，它的位置和上下对合关系对于建立正常的咬合关系起到重要作用，它的错位和缺失会影响正常的咬合关系而形成错𬌗畸形，影响容貌美。

（三）牙列的分类

人的面型与颌骨发育密切相关，颌骨的大小又直接影响到牙列的形态及排列。颌骨宽，牙弓必定宽，较宽的牙弓适宜较宽的牙齿排列；相反，颌骨窄，牙弓必定窄，较窄的牙弓适宜较窄的牙齿排列。根据上颌 6 颗前牙排列形态，将牙列分为 3 种基本类型。

1. *方圆形* 4 个切牙的切缘连线略直，从尖牙的远中才弯曲向后，此型多见于面型宽大者。

2. *尖圆形* 自侧切牙的切缘即明显弯曲向后，使前牙段的弓形呈尖圆形排列。此型多见于面型尖削者。

3. *椭圆形* 界于方圆形与尖圆形之间，自侧切牙的远中逐渐弯曲向后，使前牙段的弓形较圆。此型多见于面型较圆者。

（四）理想的牙

1. *牙齿干净* 这是最容易做到的，是美的最基本条件。即使是一副不太美的牙齿，如果清洁得很好，没有牙菌斑、色素、牙结石，口气清新，也会给人一种清爽的感觉。

2. *牙齿整齐* 排列有序的牙齿让我们拥有更多的自信，在露齿而笑时展示给众人良好的亲和力。而且整齐的牙齿可以进行充分咀嚼，帮我们获得平衡的口腔关系、良好的胃肠吸收，最后得到的是健康的身体，所以它同时也成了判断健康素质的一个标准。

3. *洁白* 古今中外主流的美学价值取向中，人们对容貌美的要求都有一项皓齿，即洁白的牙齿，这意味着阳气饱满、身体健康。而且从口腔医学上讲，人的年龄增大，牙齿颜色会逐渐变黄、变暗，追求更白、更亮的牙齿已经成为更有青春活力、更年轻亮丽的象征。

4. *牙齿形态完美* 牙齿与口唇的位置关系、牙齿之间的比例关系、牙齿长度与宽度的比例关系的调整，牙齿的排列方向、角度、倾斜度、扭转度的细微变化，每颗牙齿形态的精细调整，都影响着牙齿的美观。

(1)当下颌处于息止颌位时，和谐的排列应该为下切牙不显露，而上切牙切缘仅显露 1～2mm。当微笑时，上切牙约显露唇面的 2/3，下切牙显露 1/2。下切牙的切缘弧度应与下唇内曲线基本一致，但不应该显露磨牙。

(2)唇自主闭合时，口角正对着上颌尖牙远中部分或第 1 双尖牙近中部分。

(3)正常颌的成年人，侧面观上、下中切牙长轴的夹角应在 125°± 7.9°范围内。上前牙略向前倾斜覆盖下前牙，但不超过 3mmm。覆颌不超过下前牙唇面 1/3。

(4)龈缘，微笑时暴露＜3mm，龈缘连线与笑线协调。牙色、肤色、牙龈颜色协调。

从某种意义上讲，口腔的健美程度是旺盛的生命活力的一种表现，也是生命质量优劣程度的体现。一口整齐、洁白的牙齿带来的笑容，不仅给人以美感，也是高品质健康生活的代言。

三、颏与容貌美

(一)颏的美学功能

颏是人类才特有的下颌的组成部分，一个正常或上翘的颏部对容貌美十分重要。颏位于面部的下 1/3，是颜面部整体结构中最富于变化和最具特征的部位，存在着较大的个体差异性，颏部的大小及形态对于面部轮廓起着至关重要的作用。鼻、唇与颏三者的比例及位置关系决定了面部的侧面轮廓。

(二)颏的美学特征

颏位于面下部，其上部经颏唇沟与下唇皮肤相连，下部为整个面部的最低点，左右两侧与颊部相延续。下唇、颏唇沟和颏构成颏唇复合体，决定了颏的轮廓。

1. *颏高度*　正面观，在鼻根部和鼻小柱根部做两条横行水平线，将脸分为上、中、下三部分，称为“三庭”，理想的面部比例中，“三庭”高度相等。颏位于三庭中的“下庭”，而“下庭”经口裂和颏唇沟再划分三等份，上唇占 1/3，下唇到颏占 2/3。

2. *颏突度*　侧面观，先将耳屏上和眶下缘做一水平线，再自软组织鼻根点引出一条垂直线，向下延伸至颏部，另外，眶下缘的前方也同样引出一条同样的垂线。如颏部位于两条垂线之间为正常型；如颏部向前超过鼻根垂线，则为前突型；如颏部后缩超过眶下缘垂线，则为后缩型。理想颏突度是颏前点轻贴于鼻根点垂线。黄种人多为垂直或轻度后缩。

3. *颏唇沟深度*　指侧面观下唇皮肤与颏部皮肤相交处软组织最低点至颏前点的水平距离。中国人颏唇沟较深，男性约 13mm，女性约 7mm。男性颏唇沟较深，颏显得更为突出，因而男性面部轮廓更加清晰明朗。

4. *鼻唇颏三者关系*　鼻、唇、颏三者位置关系协调与否决定了面部侧面的轮廓美。

(1)瑞氏审美平面：从鼻尖点至软组织颏前点的审美平面(也称为 E 线)。要求上唇距离此线较下唇距离此线稍远。上唇均距 4mm，下唇均距 2mm。白种人上下唇均位于此平面后方，黄种人上下唇与此平面相切，黑种人上下唇均突出于此平面。

(2)斯氏审美平面：鼻尖至人中呈 S 形曲线，该曲线中点与软组织颏前点的平面。理想的容貌是上下唇突点与该平面相接触。

(3)莫氏的 Z 角：从软组织颏前点到最突出的唇做一连线，此线与眶耳平面形成一个夹角称为 Z 角，理想角度为 80.5°。

(三)颏的分类

1. 根据颏部正面观形态，可将颏分为 5 种类型。

(1)圆颏:颏部圆钝,给人以快活、天真、富贵之感。

(2)方颏:颏部两侧突出,底部较平,给人以坚强、刚毅之感。

(3)鼓颏:颏部丰满鼓胀,给人以宽容、大度、迟钝之感。

(4)长颏:颏部过长,给人以冷静、呆板之感。

(5)尖颏:颏部尖细,给人以机智、活跃之感。

2. 根据颏部侧面观形态,可将颏部分为6种类型。

(1)标准颏:颏部形态自然,线条流畅、优美,给人以端庄、秀丽之感。

(2)凹型颏:颏部弧度过大,颏唇沟深陷,颏前突明显,给人以性感、艳丽之感。

(3)小颏:颏部细小,给人以幼稚之感。

(4)平颏:颏部弧度过小,轮廓较平,给人以冷静、呆板之感。

(5)圆颏:颏部膨胀,给人以稳重、迟钝之感。

(6)重颏:双重颏形,给人以富贵、迟钝之感。

(四)理想的颏

鼻、唇、颏关系协调,颏前点位于瑞氏平面上,上唇距离瑞氏平面约4mm,下唇距离瑞氏平面约2mm。鼻根点与颏前点连线垂直于眶耳平面。颏唇沟较深,颏微微上翘;颏高度适中,上唇占下庭1/3,下唇到颏占下庭2/3。女性以颏部线条流畅、平滑为美,尽显女性之柔美;男性以颏部棱角分明为美,尽显男性之阳刚。

第四节　颈与躯干之美

一、颈、肩、背部美

(一)颈部美

1. 颈部的美学功能　颈部是构成人体S形曲线的重要组成部分,正常的颈部形态可以展现人体的曲线美,充分展示人的风度和气质。

2. 颈部的美学特征　颈位于头部与双肩的连接处,形似圆柱体,上界为下颌缘和枕骨粗隆,下界为胸骨上缘、锁骨、肩峰和第7颈椎棘突间的连线。男性喉结大而位置低,颈部较短粗,颈部两侧胸锁乳突肌发达,锁骨上窝和胸骨上窝明显。女性喉结小而且位置高,颈部稍细长,颈下部甲状腺较男子发达,所以颈部从侧面看上细下粗。女子胸锁乳突肌不如男子发达,锁骨上窝浅。颈部皮脂和汗腺的数量只有面部皮脂、汗腺的1/3,油脂分泌较少、活动较少,难以保持水分,因此,容易干燥并极易产生皱纹;加上肥皂、清洁液及香水的刺激,颈部的皮肤更容易老化。女性颈后部距乳突下3～4cm处有3条横纹,被称为“维纳斯项圈”,这是女性颈部特有的美学表征。

3. 颈的分型　根据颈部的基本形态可将颈分为以下几种常见类型。

(1)正常颈:颈部前凸适宜,前弯矩在3～5cm,颈的粗细与头部大小和肩宽相适应。头和颈的长度约为身高的1/6。

(2)细长颈:颈椎长度较大,颈部皮下脂肪少,肌肉不发达,头和颈的长度大于身高的1/6。此型多见于身材瘦高者。

(3)短粗颈:颈椎长度较短,颈部皮下脂肪肥厚、肌肉发达。此型多见于超力体型和肥胖体型。

(4)探颈：颈部超过正常前突度而向前探出。此型常伴驼背而出现。

(5)仰颈：颈部呈后仰状，同时伴有胸部前挺。

(6)斜颈：颈部歪斜，并伴有其他器官、结构发育不良。

(7)缩颈：颈部不舒展。此型多见于短颈和习惯性耸肩者。

(8)蹼颈：颈部双侧皮肤蹼状畸形，此型可见于单纯性蹼颈，也见于病理综合征。

4. *理想的颈*　颈部端正，双侧对称，丰满而不臃肿，运动灵活，皮肤紧张有弹性，颈颏角和谐清晰；颈部前弯矩在 3～5cm，颈的粗细与头部大小和肩宽相适应。头和颈的长度约为身高的 1/6。男性的颈部以粗壮、坚挺为美，喉结明显，胸锁乳突肌发达，给人有力、刚毅之感；女性的颈部以纤细、修长、白皙、细腻为美，颈部平坦，胸锁乳突肌不发达，无明显皱纹及脂肪堆积，给人以秀美、挺拔之感。

(二)肩部美

1. *肩部的美学功能*　男子宽大、平直、厚实的肩膀是力量与安全的象征，女性圆滑、丰润的双肩体现出柔和的曲线美。

2. *肩部的美学特征*　肩既是躯干的上端，又是上肢的起点。肩关节是支撑肩部形态的骨架。肩关节由肩胛骨、锁骨和肱骨上端构成，影响肩外部形态的肌肉有三角肌、斜方肌、喙肱肌等。最大肩宽的测量是以两侧三角肌最向外突出点间距为准，因而具有发达的三角肌可使肩部显宽。男性肩部三角肌发达、起点宽厚，锁骨长而弯曲度大，故男性肩平宽、肩峰高。女性肩部肌肉不发达，三角肌起点较薄弱，锁骨短而直，故女性肩窄而薄、肩峰低。

3. *肩部的分型*　根据肩部水平线与颈交接关系，可将肩分为 3 种类型。

(1)正常肩：肩部上缘与颈部交接处高于肩峰，此点与肩峰的假设连线和水平线的夹角＜45°。

(2)溜肩：又称塌肩，肩部上缘和颈部交接处与肩峰的假设连线和水平线的夹角＞45°，多见于女性。

(3)平肩：肩部上缘和颈部交接处与肩峰连线趋于水平，上述夹角明显缩小。

另外，由于某些疾病或长期体姿不正导致的不对称肩，表现为一平一耸、一平一溜、一耸一溜等不对称形态。

4. *理想的肩*　两肩对称，肩峰圆润丰满，不耸肩不塌肩，曲线优美。男性以肩部肌肉发达、肩部宽大、平直、结实厚壮为美；女性以肩部肌肉不明显，皮肤白皙、光滑，肩窄微溜、肩部圆润为美。

(三)背部美

1. *背部的美学功能*　背部是人体背面的重要审美要素，其形态对人体体形美发挥重要作用。从侧面观，背部上与颈部、下与腰部构成双 S 曲线，体现人体的线条美。男性宽厚、挺拔的背部，被称为“虎背”，展现男性刚毅、雄伟的气质；女性光滑、细腻、圆润的背部，被称为“性感之丘”，展现女性优美的线条与无限的魅力。

2. *背部的美学特征*　背部位于躯干上部后面，上续肩颈、下连腰部。上界为第 1 胸椎，下界为第 12 肋骨，左右以腋后线为界。背部的斜方肌、背阔肌等肌肉决定着背部的外形。背部受脊柱向后突出的胸曲的影响而略向后突，呈圆弧形。背部正中呈纵沟状，沟两侧有纵行肌肉隆起。男性背部呈方形，背部肌肉发达，凹凸明显，肩胛骨大，背后突弧度小。女性背部呈倒梯形，背部肌肉不发达，凹凸不明显，肩胛骨较小，背后突弧度稍大。

3. *背部的分型* 根据脊柱生理弯曲状况，可将背部分为以下几种常见类型。

(1)正常背：脊柱各弯曲在正常范围之内，即脊柱颈曲、腰曲弯矩在3～5cm，胸曲弯矩在2.5～4.0cm。侧面观，头颈正直落于肩上。

(2)圆背：又称驼背，脊柱胸曲过于后突，呈圆弧状。侧面观，头颈落于标准姿势线前方。

(3)平背：又称直背，脊柱胸曲和腰曲弯度均小，呈平直状态。

(4)鞍背：脊柱胸曲下段和腰曲过分前突，至腹部前。侧面观，头颈落于标准姿势线后方。

(四)理想的背

背部宽窄适中，与臀部的比例适当，后突适中；男性背部呈方形，肌肉发达，肩胛骨大，以宽阔、厚实、挺拔为美。女性背部呈倒梯形，肌肉不发达，肩胛骨不明显，与腰部起伏呈优美的S形曲线，脊柱沟较明显，无脂肪堆积、无皮肤松弛下垂，皮肤白皙、细腻，无粉刺，以光滑圆润为美。

二、胸部与乳房美

(一)胸部的美学功能

胸部形态对人体整体形态美、线条美发挥重要作用，也是展现气质美的重要途径。男性宽厚、丰满而富有肌肉的胸部与两侧锯状肌群相配，可充分显示男性的力度感和阳刚之美。漂亮美观、起伏有致的乳房是女性胸部曲线美的最为重要的组成部分之一，丰满健美的乳房是成熟女性的标志，是女性魅力的表征。

(二)胸部的美学特征

1. *胸的基本形态* 胸部的上界为颈部下界，下界为骨性胸廓下口，外界为三角肌前后缘，两边界为腋中线。胸廓外形呈扁圆桶状，上宽下窄，由肋骨、胸骨和胸椎构成。胸廓外附着胸大肌、胸小肌、前锯肌等肌肉，肌肉的发达程度决定着胸廓的外形，其中胸大肌影响最大。男性胸肌发达呈四方形隆起，胸廓厚而宽大。女性胸肌不发达，乳腺发达而形成乳房，胸廓窄而圆，下部内收。

2. *乳房* 女性的乳房位于胸大肌上，通常是从第2肋骨延伸到第6肋骨的范围，内侧到胸骨旁线，外侧可达腋中线。乳房由皮肤、纤维组织、脂肪组织、乳腺构成，有血液、神经、淋巴组织分布。成年女性未产妇的乳房呈半球形，紧张而有弹性。乳房中央有乳头，其顶端有输乳管的开口。乳头周围有色素较多的皮肤区，称为乳晕，表面有许多小隆起，其深面为乳晕腺，可分泌脂性物质滑润乳头。乳头和乳晕的皮肤较薄弱，易于损伤。妊娠和哺乳期乳腺增生，乳房明显增大。停止哺乳以后，乳腺萎缩，乳房变小。老年妇女乳房萎缩更加明显。

(三)胸的分型

1. 根据胸部形态，可分为以下5种类型。

(1)正常胸：胸廓呈圆锥形，左右径较前后径长，两者之比为4:3，婴幼儿和老年人的比例几乎相等，胸肌结实而丰满。

(2)扁平胸：胸廓前后径明显缩小，与左右径之比小于3:4，胸部扁平，双肩高耸，锁骨上窝明显，肋骨毕露，多见于瘦弱及肺结核等疾病患者。

(3)桶状胸：胸廓前后径异常扩大，甚至等于或超过胸廓左右径，形如圆桶，多见于肺气肿等疾病患者。

(4)鸡胸：胸廓前后径增大，左右径缩小，侧壁向内凹陷，胸骨向前突起，形如鸡的胸廓，多见于佝偻病或马方综合征患者。

(5)漏斗胸：胸骨下端向内凹陷，内陷的最深点在胸剑联合处，形如漏斗，多见于佝偻病患者。

2. 乳房分类

(1)根据乳房高度与基底直径的比例关系分类。

①圆盘型：乳房隆起不高，为 2～3cm，但底部不小，高度小于乳房基底直径的 1/2，像薄薄的两个盘子挂在胸前。

②半球型：乳房隆起较大，高度为 5cm 左右，约为乳房基底直径的 1/2，此型乳房外形饱满，如同网球的两半。

③圆锥型：乳房隆起极为明显，高度为 5～6cm，大于乳房基底直径的 1/2，呈圆锥状。

(2)根据乳房的弹力、软硬度、张力及乳轴与胸壁的角度分类。

①悬垂型：乳轴显著向下，乳房硬度和弹性差。

②下倾型：乳轴稍向下，乳房柔软有较好弹性。

③挺立型：乳轴与胸壁几乎呈垂直角度，乳房柔软，弹力和张力良好。

(3)根据乳房位置可分为 3 型。

①高位乳房：乳房位于第 5 肋骨以上者，此型显得人有朝气、有精神和活力。

②中位乳房：乳房位于第 2 肋至第 6 肋之间。

③低位乳房：乳房低于第 6 肋骨。此型显得人没精神、不自信。

(4)根据乳房下垂程度分类。

①根据乳房下皱襞与乳房下极的关系分为 5 种类型。正常乳房：乳房下极与乳房下皱襞在同一平面；轻度下垂：乳房下极超过乳房下皱襞 1～2cm；中度下垂：乳房下极超过乳房下皱襞 2～3cm；重度下垂：乳房下极超过乳房下皱襞 4～10cm；特重度下垂：乳房下极超过乳房下皱襞 10cm 以上。

②根据下垂乳房体积分为 4 种类型。小乳房下垂：容积＜200ml；正常体积的乳房下垂：容积 250～350ml；中度肥大乳房下垂：容积 600～800ml，巨乳：容积＞1500ml。

(四)理想的胸

胸廓呈扁桶状，前后径与横径之比为 3∶4。男性以肌肉发达、胸廓宽大而厚壮为美，展示男性的力度美；女性以肌肉不发达，胸廓窄圆，且拥有丰满、挺拔而富有弹性的乳房为美，显示女性的曲线美。

理想的乳房的标准如下。

1. 乳房丰满、匀称、柔韧而富于弹性，外观形态挺拔，呈半球形或圆锥形。

2. 乳房位于第 2～6 肋间。乳房基底直径为 10～12cm，乳房高度为 5～6cm，是最为美丽的乳房。

3. 乳晕直径为 4～5cm，处女乳晕为玫瑰红、婚后呈褐色。

4. 乳头呈圆柱状突出于乳房表面，且略向外翻，位于第 4～5 肋间，两乳头距离为 20～40cm，乳头到胸骨中线的距离为 10～13cm，距胸骨切迹 20～40cm，距乳房下皱襞 5.0～7.5cm。乳头连线是锁骨平面至双腹股沟中点平面的黄金分割线。

三、腰、腹、盆部美

(一)腰、腹、盆的美学功能

腰、腹、盆共同构成人体躯干的下半部，是构成人体曲线美的重要部位。无论是人体正面观还是侧面观，腰、腹、盆及臀部都与相邻部位共同构成人体优美流畅的S形曲线。挺拔的腰身，平坦的腹部给人以自信大方的美感。灵活的腰腹部更是人体体姿美的体现。女性骨盆则显示了人类的生殖能力与造型美。而臀部是展示女性魅力最生动、最丰满的部位，也显示出男性强健的力感和阳刚之气。

(二)腰、腹、盆的美学特征

1. 腰部

(1)腰部的基本特征：腰部位于躯干的背面，脊柱的两侧，上界为第12肋骨水平，下界为髂后上棘水平。腰部由正中的脊柱和两侧的肌肉支撑，其形态取决于腰肌的发达程度和脂肪堆积程度。正面观，男性腰肌发达，腰部粗圆呈长方形；女性腰部肌肉不发达，腰际长而高，两侧内收形成腰线，呈S形曲线。侧面观，向前突出的腰曲与向后突出的骶曲共同构成S形曲线。该曲线女性更为明显。

(2)腰部比例

①女性：一般认为理想的女性腰围是60cm；身高与腰围比例：腰围(cm)＝身高(cm)/2－20；胸围与腰围比例为3∶2；腰围与臀围比例：健康的未育女性一般在0.67～0.80，而数值为0.7的女性更健康，更具有魅力。

②男性：胸围与腰围之比为4∶3；腰围与臀围之比一般在0.85～0.95。

2. 腹部

(1)腹部的基本特征：腹部位于人体躯干正面的下部，其上界为剑突及肋弓缘，下界为耻骨联合、腹股沟及髂嵴，两侧为腋中线。腹部形态取决于腹肌及皮下脂肪的堆积情况。男性腹直肌发达，皮下脂肪少。一般男性腹部可见两排6块腹肌突起，健美运动员可见两排8块腹肌突起。女性肌肉不发达，皮下脂肪厚，上腹部窄小而平滑，下腹部与骨盆相协调，外形圆隆，被称为“生命之壶”。

肚脐位于腹部正中线，是人体重要的解剖体表标志，高度相当于第3～4腰椎，是分割人体全长的黄金分割点。

(2)腹部的分型：根据腹部侧面形态可将腹部分为3型。①凹陷型：腹部位于剑突与耻骨联合线以下；②挺直型：腹部位于剑突与耻骨联合线水平；③鼓凸型：腹部突出于剑突与耻骨联合线之外。

(3)脐部分型：①根据脐正面观形态可将其分为3种类型。喇叭型：多见于女性；水平舟型：多见于男性或肥胖女性；垂直舟型：多见于消瘦体型者。②根据脐部侧面观可将其分为凸脐、平脐、凹脐和强凹脐。

3. 盆部

(1)骨盆的基本特征：骨盆是由骶骨、尾骨和2块髋骨(由髂骨、坐骨及耻骨融合而成)所组成。骶骨与髂骨和骶骨与尾骨间，均有坚强韧带支持连结，形成关节，一般不能活动。其外形由骨骼形态及肌肉发达程度决定，男女差异大。男性骨盆前后径小于左右径，呈短方形；女性骨盆前后径与左右径相等，骨盆侧翼外展低平，呈长方形。

(2)臀部的基本形态:臀部的骨架为骨盆,附着有肥厚、宽大的臀大肌、臀中肌和臀小肌,其上界为髂嵴,下界为臀沟。立位时,臀部呈方形,两侧臀窝明显。女性臀部丰满圆润,两髂后上棘交角为 90°;男性骨盆窄,肌肉较发达,臀部棱角分明,臀窝显著,两髂后上棘交角为 60°。

(3)臀部的分型

①按照臀部脂肪堆积情况分 4 型。标准型臀:整个臀部脂肪分布均匀,适中;桶腰型臀:臀部脂肪在近腰部分布居多,使腰臀曲线平直,呈桶状;马裤型臀:臀部脂肪在大转子部分堆积,呈马裤样;后伸型臀:臀部脂肪在两侧臀中心堆积,臀部向后伸展。

②按照臀部侧面观其后突情况分 3 型。后翘型:臀部向后上翘,腰臀曲线大,属美臀型;平直型:腰臀曲线平直;下垂型:臀向下悬垂。

(三)理想的腰、腹、盆

1. 理想的腰　理想的腰部比例恰当,粗细适中、灵活,体现青春之美。男性以肌肉发达,棱角分明,粗圆有力,尽显阳刚之美。女性以圆润、纤细、曲线流畅,无脂肪堆积,腰肌不显,尽显玲珑之美。

2. 理想的腹　理想的腹部应是平坦微隆,柔软有弹性,皮肤无色素沉积、无静脉曲张、无脂肪堆积和皮肤松弛,肚脐大小适中,呈圆形且低于皮肤表面呈凹陷状。男性以腹直肌明显,阳刚有力为美。女性以肌肉不明显,表面光滑,外形微呈圆隆为美。

3. 理想的盆(臀)　理想的骨盆应是两侧平衡、对称无歪斜。男性骨盆窄,前后径小于左右径,臀部外形似倒立的蝴蝶,以肌肉发达、臀窝明显为美,充分显示男性的阳刚之美。女性骨盆宽,前后径与左右径相等,骨盆侧翼外展,前倾角度大,宽度与腰相协调;臀部外形圆润、富有弹性,与腰部构成跌宕起伏的 S 形曲线,尽显女性的形体美。

第五节　四肢之美

一、上肢之美

(一)上肢的美学功能

上肢是人体的运动器官,不仅参与了人体大部分的劳动和工作,还可以协助人类表达感情。同样参与了人体的形态美,左右对称生长的上肢展现了人体的对称美,女性的上肢更多体现平滑的曲线美,男性的上肢更多的体现了硬朗的直线美;上肢的活动可将人类的内心世界展露无遗,优雅的上肢活动可以展现良好的个人素质与修养。手部精细运动的灵活性,更能传达丰富的内心情感。

(二)上肢的美学特征

上肢的美主要体现在上臂和手两个部位。

1. 上臂

(1)上臂的基本形态:上臂基本呈圆柱体,前臂呈扁圆柱体。肘关节轻度外翻,外翻的角度叫肘外展角(也称提携角),女性为 5°～17°,男性<10°。根据提携角大小可分为①肘外翻:提携角>20°;②肘内翻:提携角<0°;③直肘:提携角为 0°～10°。上肢外展伸直时,两侧中指指尖间距等于身高。

(2)上臂的外形与臂部前肌群形态、肌肉发达程度有关。上臂的形态可用上臂紧张围和放松围的大小来衡量，两个围度之差较大者肌肉发达。上臂围为大腿围的 1/2，与胸围之比为 0.18。前臂最大围与上臂围相近，腕围较足颈围小 5cm。

男性三角肌、肱二头肌和前臂肌发达，肌肉轮廓清晰，上肢粗长；女性肌肉不发达，关节活动度大，提携角度大，上肢细短，线条平缓柔和。

2. 手

(1)手的基本形态：手部呈弧形扁方体，男女手部外形有明显差异，男性手粗壮，手掌宽厚、指圆而方，皮下脂肪少，手背静脉和肌腱轮廓清晰。女性手娇小，手指修长，关节灵活，皮下脂肪较厚，外形丰满。手部指甲光滑、色泽红润、硬度适中、无瑕疵。

(2)手的比例：正常手掌长度与中指长度之比为 4∶3，手掌宽度与中指长度之比为 1∶1。从手的背面观察，五指长短不一，中指最长，拇指和小指等长。拇指的近节和末节分别与示指、中指、环指的近节和中节的长度相同。

①拇指：与小指等长或稍长，手指并拢状态时达示指近节的近侧 1/3 处。

②示指：尖端达中指末节的 1/2 处。

③中指：为手掌长的 4/5 或掌宽的 7/8 处。

④环指：尖端略过中指末节的 1/2 处。

⑤小指：指尖等于或超过环指末节指横纹处。

(三)上肢的分型

1. 上臂的分型　根据上肢伸展时的形态特征分为以下 3 种类型。

(1)欠伸型(伸展不足)：当两臂(掌侧向上)用力向左右两侧水平伸展时，上臂和前臂不在同一直线上，前臂稍向上曲。

(2)直伸型：当两臂(掌侧向上)用力向左右两侧水平伸展时，上臂和前臂在同一直线上，给人以清晰的线条美感，此种类型最符合美臂的标准。

(3)过伸型(伸展过度)：当两臂(掌侧向上)用力向左右两侧水平伸展时，上臂和前臂在同一直线上，前臂稍向下曲。

2. 手的分型　根据手型指数(手型指数＝手的宽度/手的长度×100%)，可以将手分为 3 型。

(1)宽型手：手型指数＞48，此型手显得宽厚粗短。

(2)狭型手：手型指数＜42.9，此型手显得细长瘦薄。

(3)中间型手：手型指数为 43～47.9，此型手比例适中。

3. 手指分型　根据手指外形，可将手指分为 3 型。

(1)短指型：指根至指端短且粗，此型多见于矮胖体型人。

(2)圆锥型：指根粗，向指尖逐渐变细，指尖细而圆润，此型给人以纤细、灵活之美感。

(3)玉笋型：长短比例适中，指根比指尖略粗，指尖圆滑纤细富有弹性。此型属于美指型。

(四)理想的上肢

上肢长度与身高相协调，粗细适中，位置适当，与身体其他部位协调统一。上肢自然下垂时，肘部与肋弓下缘等高，腕部与耻骨等高，掌骨小头与臂下皱襞等高。标准上肢：应为 3 个头长，前臂为 1 个头长，上臂为 4/3 个头长，手为 2/3 个头长。手长：中国女性手长一般约为 17.1cm，18cm 左右的手是最美。男子上肢以肌肉发达、轮廓清晰，手掌宽厚有力为美。女性以上肢肌肉不发达，光滑平顺、修长圆润、皮肤白皙为美。中国女性美手的标准可概括为 3 个方面，即丰满红润、细腻光洁、修长流畅。

二、下肢之美

(一)下肢的美学功能

下肢的骨骼和肌肉发达，皮下脂肪丰富，稳定性大于灵活性，具有支撑体重和运动的功能，在人体美的造型中发挥重要作用，也是服饰选择的重要依据。

(二)下肢的美学特征

下肢由大腿、小腿和足组成。

1. 大腿

(1)大腿的基本形态：大腿即股部，其前上方以腹股沟与腹部分界，内侧以腹股沟与会阴分界，后方以臀沟与臀部分界，下界止于髌底上方两横指处的环形线。股部的各肌群、皮下脂肪和皮肤是构成大腿健美的重要结构，其中股四头肌最为重要，股四头肌健壮的轮廓直接影响大腿的外观。

(2)大腿的美学特征：正常人大腿长度一般为身长的 1/4，围径较腰围小 10cm；小腿围径较大腿围径小 20cm。男性的大腿以粗壮结实、棱角分明、肌肉显著为美。女性大腿皮下脂肪厚度大于男性，两腿并立时大腿内侧上部不见间隙，大腿围约为小腿围的 1.5 倍，以皮肤白皙富有弹性为美。

(3)大腿的分型：根据大腿的形态和与身体的比例关系分型。

①正常腿：大腿长度为身高的 1/4，比例匀称，粗细适宜。

②长腿：大腿长度超过身高的 1/4，身材越高，其大腿与身高比例越大。

③短腿：大腿长度小于身高的 1/4。

④粗腿：按中国的身高标准，18－25 岁成年男女的大腿围是 48.0～52.4cm，超过 52.4cm 即为粗腿，但要结合个体的身高和体型综合评估。

⑤细腿：按中国的身高标准，大腿围＜48cm 者即为细腿。

2. 小腿

(1)小腿的基本形态：小腿由膝关节与大腿相连，其形态从整体上看，上部细于中部，中部向下逐渐变细，在近踝关节处最细。小腿的长度为胫骨粗隆平面到内、外踝中点的距离，小腿的周径主要取决于小腿的皮肤、皮下脂肪和小腿各肌群，其中小腿三头肌最为重要。正常人小腿的长度为 2 个头长，小腿的围径较大腿围径小 20cm，当小腿并拢时，双小腿肚最宽处应等于本人 1 个头宽。

(2)小腿的美学特征：小腿的形态美取决于小腿的长度和其周径，小腿的最大周径处称为小腿肚，是小腿的审美重点。小腿的三头肌肌腹过宽或过长，都会影响小腿的形态美。男性的小腿以小腿肚壮圆有力为美；女性则以小腿肚适度浑圆为美。

正常人双膝并拢，双踝靠紧，足尖向前的站立姿势，可形成 4 个“美学间隙”。第 1 个间隙位于大腿根部与会阴交界处，第 2 个间隙位于膝上至大腿中部，第 3 个间隙位于膝下至腿肚以上，第 4 个间隙位于小腿肚以下至两踝以上。

(3)小腿的分型

①球型：小腿中部肌肉丰满膨大，轮廓清晰，小腿肚明显隆起。小腿上部细于中部，下部更细，跟腱较长，形态健壮。

②长梭型:小腿中部肌肉松弛呈长条状,小腿肚不明显。小腿上下两部分细于中部,跟腱较短。

③短梭形:小腿中部肌肉呈短弧状,小腿肚明显。上部略细于中部,下部明显更细,曲线圆滑柔美。

④臃肿型:整个小腿明显肥胖,臃肿状,肌腹轮廓不清,浑圆一体。

3. 足

(1)足的基本形态:足骨由跗骨、跖骨和趾骨三部分构成,在足底排列成3个弓,即外侧纵弓、内侧纵弓和横弓,它们构成了足外形的基础。内侧纵弓比外侧纵弓高大,是足形体的显著特征。足背皮肤较薄,色泽较好,浅筋膜中缺乏脂肪组织,通过皮肤可见足背的浅静脉及各肌腱的轮廓。

(2)足的美学特征:足的外形具有明显的性别差异,男性足宽大而厚壮,足趾粗而方,第1跖趾关节和第5跖趾关节侧突明显;女性足狭小而薄,足趾细长,趾头略尖,前伸明显,足背皮下组织多于男性。

(3)足的分型:根据足背的形态可将足分为以下3种类型。

①正常足:足的形态正常,足弓的高度在正常范围内,一般以正常范围的高值为美。足底印迹检查可见其最窄处宽与相应的足印空白处宽度之比为1∶2。就足背形态而言,正常足无疑是美足的基础。

②扁平足:足弓高度低于正常范围,足底印迹检查可见最窄处的宽度增大,与相应的足印空白处的宽度之比为(1～2)∶1或更大。

③高弓足:足弓高度超过正常范围,足印最窄处的宽度很小或为零。

根据人的前足的形态类型分类,可以分为标准型足(第2,3,4足趾均稍长于踇趾)、希腊型足(第2,3足趾稍长于第1足趾)、埃及型足(第1足趾最长,第2,3,4,5依次稍短)、踇趾巨大型足、第1与第2趾等长型足、方型足等。前足形态以标准型为美,其他形态稍显不足。

根据人的足底板形态可分3种类型。①正常足板:足跟与足趾部同宽,两者相连的内侧有良好的弧度,为完美足弓的标志;②软弱足板:足底有一定的弧度,但足底板中间部分略宽;③扁平足板:足弓弧线消失。

(三)下肢的分型

1. 立位时,根据膝部形态分类

(1)标准型:膝关节不突出,关节周围不肿胀,关节活动协调自如。

(2)竹节型:膝关节突出明显如竹节,大腿肌肉萎缩。

(3)肿胀型:膝关节肿胀明显,髌骨有浮动感,活动受限,活动时有声响。

2. 立位时,根据踝与足的位置,对下肢静态体姿分类

(1)中立位:两踝相接触,两足并拢。

(2)内旋位:两膝不能接触,两足尖向内靠拢并接触,称内八字足。

(3)外旋位:两膝能接触,两足后跟相接触,称外八字足。

3. 立位时,根据下肢形态分类

(1)直型腿:立位时,两腿和两膝的内侧面相接触,此为正常腿型。

(2)O形腿:两足内侧面可接触,两膝分开,此型多见于佝偻病患者。

(3)X形腿;两膝内侧面可接触,两足分开,此型多见于佝偻病患者。

(4)反张腿：两膝关节明显处于过伸状态，此型多见于小儿麻痹等疾病的患者。

(四)理想的下肢

大腿粗细适中，大腿围在 48.0～52.4cm，长度适当，长为身高的 1/4，比例均匀；腿肚鼓突适中，呈纺锤形；两腿并拢时可见 4 个美学间隙，且间隙＜1cm；皮肤弹性好，无脂肪堆积。足部大小适中，长宽比例适当，足底印记检查最窄触处的宽与相应足印空白处的宽度之比为 1∶2，前足以第 2 足趾稍长或与踇趾等长为美，足弓高度正常，足趾甲外形平滑、润泽，无异常。男性大腿呈圆柱型，小腿肚壮圆，以健壮结实、棱角分明、肌肉显著为美；女性以白皙丰满、细腻而富有弹性，小腿肚浑圆，足跟结实，足踝细而圆为美。

第7章　医学理论与技术中的美学神韵

医学实践的过程是科学认知活动、道德实践活动、审美判断活动的统一。现代医学理论与技术的发展充分证明，医学理论与技术任何单方面的力量都是难以实现医学目标的，也很难完全解决人们健康中的问题。所以医学工作者应该学会从信念、道德、情感、审美等人文科学以及政治、经济、法律等社会科学等多个纬度去感知医学、审视医学、体悟医学，以便在科学认识活动之外，寻求多个方面的紧密配合，才有可能找到医学的真谛。认识和把握医学理论和技术中独特的美学神韵并在医学实践中尝试运用，是很重要的一个方面。

第一节　医学科学美

一、医学科学美的定义及特征

1. 医学科学美的定义　医学科学美是指来源于人与自然、人与社会、人与自身及人自身各部分，并能为我们的理智所领会的和谐与秩序，是一种以健康为基础的美。医学科学美是美的高级形式，是一种美的创造。主要表现在科学研究的过程中和科学研究的成果中，特别是科学理论和公式中。

2. 医学科学美的特征

(1)简单性：医学科学是以求真为目的，“真”即是客观事物及其本质在人们意识里的正确反映，而本质与规律通常是简单、深刻、相对稳定的。如神经内科的“三偏征”，其表现是偏瘫、偏身感觉障碍、偏盲等一系列多系统、多器官、多功能的障碍，症状非常复杂，但医学研究发现，所有症状的出现都可以用内囊出血损伤这一相对简单的理论加以解释，医学之真的这种抽象性、概括性，实际上就是美学意义上的简单性。医学科学美与医学本质、医学规律有内在一致性，医学科学美的简单性既是真之要求又是美之标准。

(2)理智性：医学对象是人体及人的健康，医学目的在于揭示人体的奥秘，找出维护、保持人体健康的规律。它既是“真”的，又是“美”的。医学科学美同其他科学美一样，体现的是认识活动的合规律性与合目的性统一，凝聚了人们在认识世界过程中所倾注的智慧、知识、能力、意志与情感等特性，这类美最终是通过理智所领会的一种和谐，表现为一种抽象形式之美，追求的是科学的逻辑统一性。医学科学美是科学家的理智对人体的感知、领悟和发现，它是内在的、深奥的、凭理智方可领会的美，是真与美的统一，是医学科学的最高境界。

(3)精确性：科学创造的目的是探求和揭示世间万物的相互关系和结构特点，科学表达应该与研究对象相符合，这就对科学理论提出了精确性的要求。医学科学的理论、方法都必须与客观的人体结构、功能相符合，追求严谨性、精确性，这是衡量一种观点、学说是否能够成为理论的标准，也是医学科学之美的重要特征。海森堡特别强调利用数学方程式表达科学理论的重要性，他认为这可以使科学推理完全遵循逻辑规则，以尽量减少科学理论在应用中所产生的歧义，从而体现理论及应用的完美性。如治疗心脏病的药物洋地黄的治疗用量和中毒用量，相差只有几微克；右下腹疼痛，对男性来说阑尾炎的可能性极大，而对女性来说则不能排除妇科疾病。医学科学是严谨的、精确的，丝毫差错都可能导致严重的后果，正是因为医学科学本身的精确性，才使医学科学呈现出精确之美的特性。

二、医学科学美的形态

1. 医学科学事实美　主要是指医学科学所反映的人体本质与规律等客观存在着的研究对象，通常符合美学法则，给人以愉悦感。医学科学事实对普通人来说也许并不能引起美感，但对于医学工作者却能感受到它那迷人的美的特质，所以要领略到这种美，必须经过专业训练。因为有些医学现象在普通人看来外观形式杂乱无章、极不相同，不符合审美的基本原则，但医学工作者却能够感受到其结构秩序的均衡、比例的和谐、韵律的流畅、形式的对称等美的意蕴。比如组织学家研究肝小叶的细胞排列结构、解剖学家研究人体的肌肉分布、内科医师进行肺部听诊、外科医师修复唇裂，都可以在不同的医学对象身上感受到一种形式上的对称之美。医学科学事实美所产生的强烈感情对许多医学科学家来说可以转化为医学探索的动力，往往诱发他们发现更多新的科学事实。

2. 医学科学理论美　主要体现在理论体系的完整性及组成要素之间的关系的和谐性上，即构成理论体系的内容具有逻辑上的自洽性，理论与所解释现象之间具有一致性，并且与其他理论相比，它的解释更令人满意。如果一种科学理论能以尽可能少的基本假设，运用明晰而严密的逻辑工具推演出简单、对称的方程和公式，得出具有普遍意义的结论，从而可以做出精彩的科学预见，这种理论就被科学家们称为美的。医学科学理论美是优美的假设、实验、公式和逻辑推论的整合，如现代诊断学中引入的“金标准”就可以说是医学科学理论体系美的典范，具有体系的精确性、逻辑的严密性、简单性等特征。医学工作者可以通过“金标准”对疾病做出简单而准确的诊断，为患者的治疗、康复等提供更为有利的保证。

3. 医学科学实验美　是医学科学实验设计及其实施过程中的科学美，包括实验指导思想的创造性、实验装置设计的新颖性及实验技术与操作过程中的艺术性等因素。医学科学实验过程，是实验者将建立在已有的知识、智慧基础上的实验理念、指导思想，通过熟练的操作与技巧及实验设备，对实验对象进行改造的过程，其中的各个环节相互协调、相互制约，整个过程如“庖丁解牛”般游刃有余，最终的实验结果是人、物及过程的完美统一。科学实验从设计到实施都让人感到严谨、准确、简洁、有序，富有艺术的韵律感，富有类似艺术审美的魅力。

三、审美在医学研究领域中的价值

（一）医学研究的内驱力

1. 审美需求是人的需要系统中不可缺少的组成部分　科学创造是一件费心劳力的艰苦工作，只有甘于寂寞、潜心钻研、百折不挠、长久吃苦的态度和精神，才能有所成就。科学家之所以能够孜孜以求，而且乐此不疲，就在于他们对揭示自然、社会及人体奥秘心存渴望，也在于他们对科学美的需求。

从严格的生物学意义上说，人需要美，正如人的饮食需要钙一样，美有助于人变得更健康。

审美需要的满足是有助于人的自我实现等意动需要及认知理解需要的满足，所以有人说科学家的动机从一开始就显示出一种美学的冲动，并不是没有道理的。从某种意义上说，科学在艺术上不足的程度，恰好是科学上不完善的程度。

2. *培养科学的兴趣* 对医学科学现象充满美的兴趣与好奇可以激发医学家探索的欲望，激活他的创造性思维和想象，形成他持久的动力。从纷繁复杂的医学科学现象中寻找出内在规律，进而构建一套完美的符号体系，并准确、简洁、概括地传达所发现的规律，追求医学科学理论的不断完美，是医学家进行医学探索的恒久动力。很多医学家是自觉依据审美价值尺度，按照美的规律从事医学研究和医学创新的，他们认为科学理论不仅应当是真的，而且应当是美的。

(二)启迪医务工作者的思维

科学研究与创造过程是理性与非理性的统一，医学科学研究也不例外。理性思维在近代科学发展中发挥了重要的作用，但由此形成的以还原论为主的思维方式也造成了人的感性与理性、理性与非理性的过度割裂，限制了人的非理性思维的发挥，影响着人的创造力形成的同时，也使人的完整性遭到了破坏。越来越多的事实证明，科学的创造过程是理性与非理性相互作用的过程，离开了非理性思维，科学研究几乎是不可能。在审美活动中，人如同处于游戏状态般地超然所有物我之外，思维异常集中、活跃、兴奋、愉快，使人在物质方面、感性方面和理性方面都恢复了自由，使人的思维获得启迪、训练与解放。

通过观察接触美的事物，形成并强化审美经验，学会以美的思维观照医学研究，必然推动医学发展。英国医学家罗斯，为了查清疟疾的传播媒介，日复一日地与蚊子打交道。1893年的一天，他在显微镜下对蚊子逐个观察近8小时，眼睛酸痛，精神疲惫，加上天气炎热，蚊蝇叮咬，使他汗流浃背、心烦意乱，但他仍不愿放弃令自己着迷了几年的课题。这时，只剩两只蚊子尚未观察，他决定坚持做完当天的工作。突然，他在这两只蚊子身上发现了一种细而圆的细胞，其中含有黑色物质组成的小颗粒，那美妙的颜色与疟原虫的色素完全一样，最终证实了蚊子是传播疟疾的元凶。

(三)以美启真的科学预构作用

审美预构是指科学家在科学资料、实验设备缺乏的情况下，受到相关领域中事物的美学特性的启发，以美引真，提出科学理论的过程。这种预构通常缺乏实验根据及严密的逻辑推导，而是按照审美方式进行的，符合审美规律。对于广义相对论，爱因斯坦说："任何充分理解这个理论的人，就无法逃避它的魔力。"科学家透过表面杂乱无章的现象，窥探到相互联系和相互作用中必然具有的和谐、秩序、简单、对称等特性，这既是真的目的，也是美的表现。

如DNA分子结构的研究。以往的理论揭示，从天体的运行到藤蔓类植物的生长，从磁场、电场的分布到晶体甚至是分子、原子的排列，都符合手性螺旋(即右手螺旋或左手螺旋)的规律。那DNA的分子结构会不会也符合这种手性螺旋规律呢？1953年4月25日，克里克和沃森在经过长期深入的研究之后，于英国《自然》杂志上公开了他们的DNA模型，两人将DNA的结构描述为右手双螺旋，在双螺旋的两部分之间，由4种化学物质组成的碱基对扁平环连接。他们的推断是：遗传物质可能就是通过双螺旋的DNA来复制的，这个推断得到了后来者的证实。所以，以美的态度对待世界不仅有助于艺术的创造，也有助于科学的创造。

第二节　医学技术美

一、医学技术美的内涵及其构成要素

(一)医学技术美的内涵

技术美是技术活动和产品所表现出的审美价值,是一种综合性的美,属于技术美学的最高范畴。物质生产过程最终都是以物质产品的形式表现出来,任何产品都具有外观形态,人们在选购和使用产品时,外观形态是重要的考量依据,因为它会使人们产生不同的心理反应与审美感受。审美感受是人们社会文化和精神生活的一部分,它会直接影响人们的物质生产活动和日常生活。从构成上看,技术美的主要内容是功能美,也包括形式美和艺术美的因素。

技术美的核心要素在于“有用”。外在事物不会主动满足人的需要,人类从事物质生产的过程,实际是在物质世界的内在规律基础上,使之发生符合自己需要的改变过程。如我们所制造的飞机是为人服务的,但它所以能制成,却又是符合规律性的,这就是技术美的本质。当人反观到这些凝聚了人之本质的产品时,就会产生心灵的愉悦,形成美感,这些实践成果在满足人的物质需要的同时也就成为审美对象。

医学技术美是指医学技术领域包括医学技术活动、医学技术产品及成果等各个方面存在的美。它是现代医学发展的产物,是医疗工作者在从事医学研究和治病救人的过程中,运用医学科学技术知识和艺术手段对医疗技术本身和医疗产品进行加工所形成的审美形态。

(二)构成要素

医学技术美并不在于产品的功能本身,而在于功能的合目的性活动所呈现出的功能效力的直观形式。医学技术美是产品的形态和效用的统一,它是由多种因素构成的有机整体。医学技术美中共包含 4 个构成要素。

1. *功能美*　是科学技术美的核心,主要包含两个层面:一是以医疗器械为主的医学技术产品,应以祛除疾病、保持健康的基本功能为前提,要求产品结构具有最佳的技术合理性、经济可行性,而且尽量做到简洁、轻巧、可靠和方便;二是尊重人体的基本结构、功能与规律,实现人体形式与功能的和谐。

2. *形式美*　与其他物质产品不同,医疗技术产品是医疗活动之必需,关乎人的健康。当患者接触到医疗器械,其外感形式是否美观,会对他们的心理造成作用,从而影响健康的恢复。医疗技术产品更应该关注它的形状、大小、比例、色彩、质地等美的因素。如现在临床广泛使用的微创技术已成为现代医学技术发展的主流,就是充分考虑了医疗技术形式美的问题。更为重要的是,现代医学模式下,医师在考虑患者的功能恢复与保持时,尽量维护人体的形式美。

3. *材料美*　材料是构成医学技术产品的物质基础,也是决定产品外观质地的重要因素。重视材料自身的审美属性是技术美的一个重要特征。医学技术产品在选用材料时,应充分考虑材料的质感,依据不同的医疗过程,综合考虑审美感受,选择简便、轻巧、经济、实用的材料。

4. *装饰美*　这是提高医学技术审美功能不可缺少的部分。人性化的造型或依据患者年龄、医疗过程与目的在产品上刻以不同的图案、缀以不同的饰物,会消除患者的恐惧感、不安感,有利于医患之间的沟通。

二、医学技术美的特征

(一)合目的性

医学技术美的合目的性是说医学技术和医学产品既要经济实用,又要具有科学性。医疗技术要把实用原则放在首位,在这个前提下,才能求美、求新。从医学技术美与实用的关系来讲,技术美表现在两个方面:一是医疗技术在达到了完满状态的情况下而表现出来的美,比如美容外科皮瓣设计的对称与整体和谐,既符合美容的目的又体现对象的必然要求,是医疗技术的完美呈现。二是与医疗技术本身的目的无关,以纯粹"装饰性"美的形式出现,比如手术时主刀医师娴熟的动作、华丽的手法等,还有器械的造型、色彩等,前者是医学技术的内在形式美,是医学技术需要刻意追求的美;后者是医学技术的外在形式美,虽然这类美与医疗技术本身的目的无关,但却会对人们的心理造成积极的影响,在某种程度上为医疗过程注入轻松舒服的气氛,可以帮助甚至强化医学技术的目的。当然对这种美的追求,应以不影响技术的实用、不妨碍该技术价值的实现为前提。

(二)社会必然性

人的本质是一切社会关系的总和,决定了主要以人的自然属性为基础的近代生物医学模式,无论从理论、现实还是从人自身,其片面性是十分明显的,实践也证明了近代医学与人的健康需求越来越难以达到平衡。解决这一问题的关键是立足于人的全面性和完整性,当人们利用现今先进的医学技术预防、治疗疾病、保持健康时,必然离不开这一关键,不能缺乏美学等人文、社会科学。医学既是自然科学,更是社会科学和人文科学,在美学框架下审视生命和健康的方方面面,是人及健康的需求,也是医学应有之义;医学技术解决的是以健康为中心的各种社会关系,当然最主要的还是医务工作者和患者之间的关系。

(三)特殊性

面对精湛的医疗技术,有的医学工作者会感到一种强烈的美感,也有人无法感受,这其实涉及一个医学美的鉴赏能力问题。医学技术美是一种特殊形式的美,与一般的美及一般的技术美都不同。医学技术的"产品"是人的健康或者身心的完整状态,区别于一般的产品,因此,医学技术美不是具体的、形象的,而是一种抽象的生理或心理的状态,缺乏医学美的鉴赏能力的人,就难以感受到医学技术美。

随着医学模式的转变,人们在要求生命长度的同时,对生命质量的要求也越来越高,不仅要活得长久,更要活得美好。促进科技的发展和社会文明的进步,也促进医学科学技术水平的提高,这些都会带动医学技术的改善,使医学技术美不断发展、完善。

第三节　医学审美疗法

一、医学审美疗法及其基础

(一)什么是医学审美疗法

医学审美疗法,是医学美学与临床治疗相结合,对患者或亚健康的人群进行保健、治疗的方法。随着医学模式的转变及现代医学理念的形成,我国美容医学专家提出并发展起来了审美艺术医用疗法。它是根据患者的身心特征,有意识、有目的的运用医学审美规律、审美形态、审美形象、审美手段、审美环境、审美感受等多种医学审美形式对患者或亚健康的人群进行保健、治疗。医学审美疗法主要通过改变受治者的心理环境和精神状态，调动人的整体生命节律系统，激发患者战胜疾病的信心和勇气，强化患者自身的抵抗力，缓解患者的紧张情绪等手段，达到治疗疾病、康复病体和增进身心健康的目的。

近代医学对疾病的认识比对健康的认识深刻且具体很多。但近代医学只关注疾病本身，却忽视了患者的整体性和社会性，只注重运用局部的治疗措施，而很少考虑非药物、整体治疗手段，如让患者在自然和社会这个大环境中得到治疗。随着医学科学和人类文化的发展、人们对健康需求的提高，现代医学模式下人们对健康、疾病的本质与规律认识得更加深刻，逐渐认识到审美经验是调节人的情绪情感、维持人的身心和谐，尤其是保持人心理健康的精神食粮，并且在临床应用中可以发挥出药物所不能达到的特殊效果。

目前，医学审美疗法被广泛认可并用于临床治疗。在国外，已建立起了专门运用音乐、舞蹈、绘画、喜剧、自然山水等审美疗法的专科医院和诊所。在国内也有不少医院建立了医学审美治疗室，专门对患者进行审美治疗，并取得了很好的治疗效果。还有不少的职业培训机构开展了芳香疗法、色彩疗法等审美疗法的职业培训，一些高校还开设了音乐治疗专业。

(二)医学审美疗法的生理学基础

把审美作为一种治疗疾病的手段，是有一定的生理学基础的，而这种生理基础，是与审美机制密切相关的。审美过程产生美感，美感令边缘系统兴奋增加，边缘系统作为内脏调节中枢兴奋增加时，可通过神经调节和体液调节的途径使内脏的功能调整到理想状态，同时在美感的作用下，机体释放的一些免疫类化学物质的水平会增高。审美疗法的生理学基础主要体现在以下两个方面。

1. *内脏器官——维持内环境稳态*　机体中绝大多数细胞不与外界环境直接接触，而是浸浴在细胞外液中，通过细胞膜与细胞外液之间进行物质交换来完成细胞的新陈代谢过程，因此，细胞外液是细胞生存和活动的液体环境，称之为机体的内环境。

在正常生理情况下，内环境的各种物理、化学性质是保持相对稳定的，称为内环境的稳态。这种内环境的稳态不是固定不变的静止状态，而是处于动态平衡状态。表现为内环境的理化性质只在很小的范围发生变动，如体温维持在37℃左右、血浆pH维持在7.4左右等。

内环境的稳态是细胞维持正常生理功能的必要条件，也是机体维持正常生命活动的必要条件。内环境稳态保持正常而均衡机体就处于健康状态，内环境稳态遭到破坏而失衡机体就会出现疾病。内环境稳态的维持有赖于各器官尤其是内脏器官功能状态的稳定、机体各种调节机制的正常及血液的纽带作用。而内脏器官的功能状态的调节，与边缘系统关系密切。机体对内脏器官功能状态的调节主要通过神经调节和体液调节两种方式来完成。

(1)神经调节：人体是通过自主神经来对内脏器官的功能状态进行调节的。自主神经对内脏调节是不随意的，故又称自主调节，但这一调节仍受中枢神经系统的控制，并不完全独立自主，其最高级中枢在大脑皮质、较低中枢在边缘系统、低级中枢位于脑干和脊髓。自主神经属于内脏运动神经，它主要分布于内脏、心血管、平滑肌和腺体等处，在中枢神经系统的控制下，调节内脏器官的活动，对机体生命活动过程起着重要作用。自主神经根据功能、形态结构的不同可分为交感神经和副交感神经两种。大多数内脏器官都同时接收交感和副交感神经的双重支配，这两种神经对同一器官的作用通常是拮抗的，但在整体内两种神经的活动又是对立统一、互相协调的。当剧烈运动或处于不良环境时，交感神经的活动加强，机体出现瞳孔散大、心搏加快、血压上升、呼吸变深变快、皮肤及内脏血管收缩、胃肠蠕动减弱、膀胱壁肌肉松弛、唾液分泌减少、汗腺分泌汗液、立毛肌收缩等一系列反应,以调动机体许多器官的潜力,提高适应能力,来应付环境的急剧变化,维持内环境的相对稳定。而当机体处于平静状态时,副交感神经的兴奋占优势,机体出现瞳孔缩小、心搏变慢减弱、血压下降、呼吸变浅变慢、内脏血管舒张、充血等反应,有利于营养物质的消化吸收和能量的补充,有利于保护机体。

人体在正常情况下,功能相反的交感和副交感神经处于相互平衡制约中。如果自主神经系统的平衡被打破,那么便会出现各种各样的功能障碍。如交感神经功能异常增强并持续时,循环系统的功能亢进,便出现心悸、憋气、血压升高的症状。相反,当交感神经功能减弱时,便会引起消化不良、食欲缺乏的症状。而当副交感神经的紧张长时间持续时,便会出现身体倦怠、站立时头晕目眩、容易疲劳等症状。审美的作用,正是通过中枢的作用来影响交感和副交感神经使它们的兴奋状态维持平衡,避免出现因交感或副交感神经功能的单方面过度增强而引起机体内环境稳态失衡。如血压升高的患者,通过审美疗法,可以引起交感神经活动减弱,而副交感神经兴奋增强,从而使血压下降,达到治病的效果。

(2)体液调节:体液调节就是内分泌细胞产生的特殊化学物质借助体液途径到达邻近或远隔的组织细胞,影响并改变其生理功能的调节方式。许多内分泌细胞所分泌的各种激素,就是借体液循环的通路对机体的功能进行调节的。下丘脑是大多数内分泌腺的调节中枢,下丘脑内有些神经元能合成调节腺垂体激素分泌的肽类物质(如促甲状腺激素释放激素、促肾上腺皮质激素释放激素等),这些肽类物质到达腺垂体后可以促进或抑制某种腺垂体激素的分泌,而这些腺垂体激素(如促甲状腺激素、促肾上腺皮质激素等)分泌的增多或减少则可影响内分泌腺激素(如甲状腺素、肾上腺皮质激素等)的分泌,最后通过体液调节的方式作用于组织器官,调节组织器官的活动,维持内环境稳态。审美过程可以对下丘脑产生影响,之后通过下丘脑-垂体-内分泌腺这个"轴",影响激素分泌,进而调节组织器官活动,维持内环境稳态。

神经调节的特点是比较迅速而精确,体液调节的特点是比较缓慢、持久而弥散,而体液调节在一定意义上受到神经调节的调节和控制,两者相辅相成、互相配合,使生理功能调节更趋于完善。审美疗法通过在边缘系统、下丘脑产生兴奋,影响神经调节和体液调节,使组织器官的活动维持平衡状态,维持内环境稳态,保证生命活动的正常进行,维护人体健康。

2. *促进免疫类活性物质的释放——增强人体免疫力* 医学研究发现,审美主体的思想、情感、美感等审美活动是由某些化学物质推动的,而这些化学物质的作用经常是多方面的。当人心情愉悦时,下丘脑-垂体释放的一种神经激素——β内啡肽的水平会增高,同时β内啡肽作为一种重要的免疫调节因子,在血液和关节液中的浓度也会增高,它作用于几乎所有的免疫活性细胞,引起免疫反应的增强,从而增强机体的抵抗能力。如当人大笑时,脑中的"吗啡肽"水平会增加,"吗啡肽"有"幸福蛋白"之称,有消除痛苦、抑制癌细胞生长的作用。而当人悲伤时,上述免疫活性物质的水平就会降低,有可能会出现关节炎、痛风等多种疾病。临床有资料显示,长期的焦虑、抑郁等不良情绪可能影响细胞介导的免疫反应,使T细胞活性降低。由此可见,审美主体的情绪、情感、心态等审美因素及审美主体的思想、美感等心理活动都可以影响免疫系统的功能,从而影响主体的身体健康。

医学审美活动中,随着美感的产生,首先是审美主体的神经系统受到影响,进而通过自主神经、内分泌、免疫活性物质等对主体的组织器官进行调节,维持主体的内环境稳态并增强主体的抵抗力,使主体的生命活动达到平衡状态,从而祛除疾病,增进健康。相反,如果主体的审美需要得不到满足、审美情感遭到破坏，就会出现焦虑、愤怒、抑郁、悲伤等不良情绪，从而导致人体免疫力下降、内环境失衡，最终导致疾病。

(三)医学审美疗法的心理学基础

在医学审美活动中，美感的实质就是审美主体通过其感官(视觉和听觉)作用于中枢而引起的审美愉悦在大脑中的认知。其中大脑皮质的皮质下中枢的交互作用，形成了主体对审美对象的感知、想象、情感、理解等审美心理的基础。

1. *医学审美感知*　医学审美感知是医学审美过程的初级阶段，是审美对象刺激主体感官引起的感觉和知觉的总和，它能从表象层面认识医学审美对象的色彩、形状、线条、声音等外表特征，并产生一定的快感。医学审美感知可分为感觉和知觉两个层次。

感觉，是人类包括审美认识在内的一切认识活动的起点。医学审美感觉，是指医学审美对象通过刺激医学审美主体的感官，经过神经系统的信息加工所产生的对该对象的个别的、局部的、单一的、表面属性的反映。如欣赏绘画、音乐等艺术美，就是通过审美主体感觉绘画的眼睛(视觉)和感觉音乐的耳朵(听觉)来把握审美对象的审美属性，并在此基础上将审美活动推向知觉、想象、情感和理解的更高层次。一切高级复杂的审美心理现象都是在感觉的基础上产生的。当然，在审美活动中单纯的审美感觉是不存在的，审美感觉信息一经感官传到脑，审美知觉也就产生了。人对各种感觉刺激的需求成为“感觉寻求”，是人审美需求的心理基础。

知觉，是人脑在感觉的基础上形成的对客观、对综合属性的反映，是比感觉更高级的心理活动。医学审美知觉，是指医学审美主体对审美感觉信息的组织和解释过程，是对审美客体整体属性的反映。知觉就是大脑将视觉、听觉、嗅觉、味觉、触压觉、温度觉、平衡觉、本体感觉等各种感觉信息进行组织、分析、解释、综合等处理并最终形成一个有意义的总体反映的过程。审美知觉是人类特有的一种审美心理过程，它离不开过去的审美经验，如同样的琴声，对于知音来说就有“巍巍乎若泰山，洋洋乎若流水”之美，而对“牛”弹琴则只会充耳不闻、无动于衷。这就说明，审美知觉是一种复杂的审美心理活动，并不是各种感觉的简单总和，同时还包括了审美主体的审美经验、审美思维、审美想象、审美情感等，它比一般意义上的感觉要复杂得多。

医学审美感知是医学审美活动过程中的感性认识阶段，是医学审美感知、医学审美想象、医学审美理解的基础，也是审美疗法的基础。

2. *医学审美想象*　医学审美想象是审美主体在直接观察、审视、感知、体验审美对象的基础上，调动脑中的记忆表象，对审美对象进行加工、改造，从而丰富、完善该对象并形成新的对象的心理过程。审美想象是在审美感知的基础上延伸而来的，比审美感知更高级、更复杂，它具有灵敏度高、穿透力强、自由驰骋、情感强烈、创造性突出等特点，是一种特殊的想象思维方式，是审美创造的源泉。完成世界上第 1 例心脏移植手术的著名外科专家贝尔纳医师说：“成功的界限取决于我的想象力的界限。”世界上第 1 个提出人工大脑、人工智能的不是医学家而是大诗人歌德；而“激素”也是由大作家巴尔扎克首先在一部小说中提出的“科学假说”；还有克隆技术、DNA 图谱等。

医学审美想象的创造性功能，正被广泛地运用于医学实践中。而创造性的医学审美想象就是医学科学研究向前发展的原动力，它拓展了医学审美主体创造性思维的心理机制，又反过来不断丰富医学审美主体的想象力和创造力，这就使得医学审美想象往往成了某些医学科学进步的源泉。从某种意义上来讲，医疗实践活动就是一种对生命美的再创造活动，而医学就是一门发现、维护、修复和创造人体美和人的生命活力美的科学。创造人体美就是创造性的医学审美想象在医学实践中的具体体现和“物化”。可以说，无论是医学审美设计还是医学审美实施，都是对人体这一艺术品的审美想象和审美创造的过程。

3. *医学审美情感* 与医学审美感知和医学审美想象不同，医学审美情感不属于对审美对象的认知和反映活动，它是主体对审美对象的一种特殊的态度，具有独特的内在主观体验和外在行为表现。

审美需要是审美情感产生的重要基础。当审美对象满足了主体的审美需要时，便能引起肯定的审美情感，如满意、愉快、喜爱、赞叹等；相反，若审美需要得不到满足或客体妨碍了主体的审美需要满足时，便会引起不满、苦闷、哀伤、憎恨等否定的情绪情感。因此，不同的审美对象和不同的审美主体所产生的审美情感是不同的；即使相同的审美对象，在不同的主体也会引起不同的审美情感。同样面对雕塑断臂的维纳斯，画家会发出“实在太美了”的感叹，医师会发出“可怜是个残废”的哀叹，小朋友会发出“怎么没穿衣服”的惊叹，而老学究则会发出“真是有伤风化”的慨叹。即使是相同的审美对象和相同的主体，在不同情况下审美情感也会不同。同是一杯酒，同是一个人，得意时就会有“呼儿将出换美酒，与尔同消万古愁”的豪情，失意时则是“酒入愁肠，化作相思泪”的悲情了。可见，产生怎样的审美情感是由主体当时的审美需要所决定的。

审美情感不同于一般的情感，一般的情感可以有肯定和否定之分，如喜、怒、哀、惧等。而审美情感则更多地趋向于积极的、肯定的方面，往往给人一种愉悦的体验，如崇高、优美、喜剧等就会带来愉悦的审美情感。而悲剧艺术则是“使人在悲哀、痛苦，以至流泪的同时享受着美的愉悦”。

医学审美情感在医疗工作中有特殊的作用。科学研究证明，随着审美愉悦的产生，患者的身心节律会与审美对象的审美节律发生共振，并通过共振消除患者的负性心理体验，从而激发患者产生防治疾病的精神力量，促进各器官、各系统的功能达到平衡，免疫力增强，抗病能力增加。临床上有癌症患者在得到“病危通知书”后，情绪急剧变化，产生负性的情感体验，从而使病情加速恶化的现象，这就是不注重患者医学审美情感而导致的结果。总之，医务工作者应充分认识到医学审美情感的特殊作用，并努力构建良好的审美情感，保持稳定、振作、愉悦的精神状态，用自身焕发出的生命活力美感去唤起患者对美好未来的向往，以增强其战胜疾病的信心和勇气。

4. *医学审美理解* 医学审美理解是指人在审美过程中对审美对象的相互联系、事物内容、形式上的审美特性及其规律的认识、领悟或彻悟与把握，也就是审美中的理解能力，是审美中由感性上升到理性的思维过程和形式之一，是审美经验中的认识因素。审美理解是审美心理中不可或缺的要素，如果主体对审美对象没有理解，那么主体就不可能进入审美状态，也就无法产生美感。如同前面所述老学究认为维纳斯雕像“有伤风化”，其实是由于对审美对象所体现出的审美因素缺乏理解。审美过程中，主体对审美对象的感受要借助与审美对象相关的知识经验加以理解，审美理解是主体从审美对象中欣赏美、感受美和评价美的先决条件。

（四）医学审美疗法的中医学基础

有人说中医学不仅是科学，更是艺术。在中医学的知识体系构建中，不仅知识因素、道德伦理因素在起作用，同样的审美因素也起到了十分重要的作用。虽然审美是以求美为其追求目标的，但“真、善、美”本身作为一个整体，审美就必然对求真和求善产生作用和影响。中医学作为一门科学，它的发展本身就是一个“求真”的过程，而“求善”（道德伦理因素）和“求美”（审美因素)在中医学的发展中也起到了积极的推动作用。

中医非常注重审美,而中医学中的人体审美也有其独特的视角。

1. 注重依据健康与审美的双重标准来判断人体的美与否　与现代医学理念相通,中医学也将健康作为人体美的基础,但它更注重依据健康与审美的双重标准来判断人体的美与否。健康包括躯体的健康和心理的健康,只有躯体健康才能给人外形上的美感,只有心理健康才能给人气质上的美感。反过来,美的形体和美的精神又有利于身体和心理的健康。

2. 崇尚"天人合一"的整体美　中医学认为,人体是一个以脏腑经络为核心的有机整体,而人体又与自然界密切联系,即"天人相应"。在人体内,各脏腑、皮肉筋骨脉、五官九窍等形体组织,在生理上都存在有机的联系,共同完成机体的新陈代谢等生命活动,在病理上又能通过经络相互影响,即内脏疾病可反映于体表,而体表疾病也能影响内脏功能。很多影响容貌美、形体美的外在表现疾病,往往是机体内脏功能疾病在体表的反应,这就是中医的"藏象理论"。该理论也是中医学整体观的代表,认为人体内部的五脏六腑与外部的筋骨皮肉借经络气血连成一个整体,从而使机体维持结构上的严谨美、功能上的和谐美和整体上的协调美。若这种整体性遭到破坏,机体就会致病,人体健美就会受损。另一方面,人存在于自然界中,既要通过机体内部自我调节以适应外界环境的变化,又要受到自然界气候、地理、起居饮食等客观因素对机体的影响,因此,中医治病除重视患者本身表现外,还考虑其外部环境,强调因人、因时、因地制宜,进行诊治。

3. 强调"阴阳平衡"的中和美　阴阳学说是我国古代朴素辩证唯物主义哲学思想,应用于中医学的各领域,用来说明人体结构、生理功能、病理变化等,是中医学基础理论的重要组成部分。中医学认为,"阴"和"阳"是人体内对立统一的两个方面,当两者此消彼长、相互转化并维持在一个动态平衡状态时,人体就表现为健康;如果平衡破坏,而阴阳的消长和转化又不能恢复平衡时,人体就表现为疾病,中医学的作用就是维持这种阴阳的动态平衡。

4. 遵循"五行生克"的和谐美　五行学说也是我国古代朴素辩证唯物主义哲学思想的代表之一。"五行"就是自然界中"木、火、土、金、水"这 5 种基本物质。"五行学说"简而言之就是说这 5 种物质的运动变化及它们之间的相互关系,即以相生、相克作为解释事物之间相互关联及运动变化规律的说明工具。中医借用五行学说来解释人体生理、病理的各种现象,并指导临床实践。"阴阳五行学说"是中医学理论体系的基础。中医首先以归类的方法,说明人体各部位之间与外在环境之间的相互关系;其次是在五行归类的基础上,以五脏为中心,以五行的生、克关系说明人体各部位之间及与外在环境之间在生理、病理过程中的关系。

5. 追求"形神兼备"的统一美　中医学理论中的"形与神"用现代医学的观点来理解,形是指人的形体(即人的生理方面),神是指人的精神(即人的心理方面)。中医学认为,健康的前提是"形神兼备",也就是说不仅要生理上没有疾病,同时还要有心理上的完满状态。而这正符合现代医学模式下对健康的要求。中医审美中,神韵美和形体美是一对基本的人体美学范畴,中医审美特别强调神韵美及神韵美对形体美的影响,但最终追求的还是神形俱美。

二、美学疗法的临床应用

(一)自然美疗法

自然美是指自然领域中的美,它既是一种自然现象,又是一种社会现象。自然美疗法就是利用自然山水景物中美的形态、色彩、线条、声光、运动等诸多因素,来激发审美主题的强烈感应，从而使主体进入一种专注的状态，体验生命活动的力量、智慧、意志和价值，感受到对现实的超越和物质转换，从而使主体的身心达到一种平衡的状态。自然美疗法通过患者与自然美的互动，达到一种人与自然的和谐状态，从而构成“患者-环境“的动态平衡。

1. *森林疗法*　森林疗法是利用森林的秀美、幽静、奇异、葱郁的审美环境及其他一些有利于健康的特点来调节患者的身心节律、影响患者的身体状态，从心理、生理两个方面起到治疗和保健作用。森林有如下一些有利于健康的特点：一是制造氧气，被称为“天然氧气制造工厂”；二是阻隔杂音，森林的绿枝茂叶能吸收声波；三是绿色安详的环境，森林的绿色对人的神经系统具有调节作用，能平静情绪；四是净化空气，森林有吸收毒气、尘埃的作用；五是杀灭细菌病毒，如松柏散发的气味可杀死空气中的白喉、结核、霍乱、痢疾、伤寒等病菌；六是调节气温，森林冬暖夏凉，是疗养的佳境。森林疗法要求患者定时、定路线在特定的森林中漫步、休憩，用心体验森林的优美环境、用鼻子嗅吸花木的气味等。

人类利用植物释放的气体来消毒、治病，实际上已有几千年的历史。早在四五千年前，埃及人就开始用香料消毒防腐。19 世纪，人们曾利用针叶树的挥发油进行医学消毒。1930 年，苏联圣彼得堡大学的杜金博士研究发现，植物会不断分泌出一种浓香的挥发性有机物，能杀死细菌和真菌，他将这种挥发性有机物称之为“芬多精”，其字面含义为“植物杀菌素”。近年来科学家们经分析发现，植物组织在自然状态下释放出来的气态有机化学成分多达数百种，其主要成分为芳香性萜烯，其中绝大多数不仅能杀虫、杀菌，还有防病、治病、健身强体的功效。人身处于森林中时，植物散发出的这种气味可以通过呼吸道和人体皮肤表皮进入体内，对人体有适度的刺激作用，可抑制咳嗽中枢，扩张支气管；可促进免疫蛋白增加，有效调节自主神经平衡，从而增强人体的抵抗力，达到抗菌、抗肿瘤、降血压、驱虫、抗炎、止咳、平喘、祛痰与健身强体的生理功效。因此，森林疗法可以治疗多种疾病，对咳嗽、哮喘、慢性气管炎、肺结核、神经症、心律失常、冠心病、高血压等都有一定疗效，尤其是对呼吸道疾病的效果十分显著。

20 世纪中后期，欧洲一些国家就在林区建造了不少风格独特的“森林医院”。这种医院设于泉水叮咚的森林中，没有医师，不用药品，也不设门诊和病房。人们在林间曲径和树下泉边散步休息，利用森林中优美的环境和植物所散发的气味作为主要治疗手段。科学家们认为，在又浓又绿的森林中步行，与洗温泉有同样的效果，因此，森林疗法又被称为“绿色的森林浴”。森林浴最理想的季节是夏季和秋季(5～10 月)，每天行浴的时间为上午 10 时至下午 4 时，气温一般在 15～25℃。行浴时，患者可先穿宽松的衣服，在森林中散步 10min 左右，并做深呼吸，然后在身体适应的情况下，逐步脱去外衣，最后只留短衣、短裤，躺在躺椅上，谓之静式森林浴；也可量力做一些体育活动，如打太极拳，谓之动式森林浴。第一次行森林浴时间不宜过长，以后每次可视身体状况适当增加，每日 2 次，1 个月为 1 个疗程。

苏联曾建有“植物气体疗法诊疗所”，根据病情，组织患者到特定的植物园去进行气味治疗；日本的一些医疗机构还流行一种“模拟森林疗法”，他们设计了人造风景区，还针对不同的治疗和保健效果对森林进行分类，以期使这种疗法达到更好的效果。近些年，我国一些地方也学习国外经验，在一些林区建立了一批森林浴场，如北京开发的红螺松林浴园、浙江天目山森林健康医院及广东鼎湖山的天然氧吧等。

2. *草原疗法*　草原疗法是利用大草原清新的空气、辽阔的空间、牧人的歌声、新鲜的马奶和牧民的豪情等审美因素进行的身心治疗。同时，中医学认为“百草皆可入药”，大草原的许多草本植物都具有神奇的药物疗效，如丁香花、天竺草、丝毛草、薰衣草等都具有镇静、催眠的作用;迷迭香有治疗支气管炎症和哮喘的作用等。

俄国作家托尔斯泰 36 岁时曾患肺病,因当时无特效药可以治疗该病,在医师的建议下,他来到了大草原,呼吸着新鲜的空气,听着牧人的欢歌笑语,欣赏着草原的美景,并参加牧民的赛马活动,一段时间后,肺病竟奇迹般的消失了。这就是通过草原疗法改善人的心理环境,调节人的身心状态以致达到平衡的结果。

3. *海滨浴疗法*　海滨浴疗法是利用大海使人心旷神怡,利用海水的冲洗和阳光的照射能促进新陈代谢、加强呼吸运动、改善血液循环、提高机体免疫力、增进神经系统功能,从而达到治疗的效果。研究发现,在海滨疗养,可改善睡眠、消除疲劳和紧张情绪,因此,具有治疗失眠、疲倦和抑郁症的作用。而进行海水浴时,人的皮肤可以从海水中“获得新生”,海水能够让炎性细胞从皮肤中渗透出来,鳞屑自行分解、脱落,是治疗各种难治性皮肤病(如银屑病、神经性皮炎等)的理想疗法。以我国北部沿海为例。海滨浴疗法的理想时间是夏季 7～9 月的上午 9 时到下午 4 时,水温应在 20℃以上,气温高于水温。应在饭后 1～1.5h 进行,体弱者入浴前应体检,详查血压及心率,并进行适当的体操活动和日光浴,之后从浅水到深水,逐渐适应水温,时间不宜过长。

与海滨浴类似的还有温泉浴疗法。温泉中含有非常丰富的矿物质,如碘、硒、锌、溴、钙、镁、硫等,各种矿物质及酸碱离子通过温泉的高温作用很容易从皮肤渗透,从而起到治疗皮肤病、消除疲劳、缓解紧张情绪、减轻疼痛、止咳祛痰、增加食欲、促进肠胃功能、扩张血管、杀菌消炎、增强免疫力等功效,甚至有些矿物质元素(如硒)还有防癌、抗癌的作用。

4. *芳香审美疗法*　芳香审美疗法是由花香疗法发展而来的一种审美治疗方法,该疗法主要是利用从花和其他芳香植物中提取出来的纯净的植物精油的芳香气味和植物本身所具有的治疗功效,以特殊的按摩方法,经由嗅觉器官和皮肤的吸收,到达神经系统和血液循环,以帮助人身心获得舒解,并达到皮肤保养的目的和改善身体健康的功效,使人的身心达到平衡和统一。芳香疗法的基本原理是运用植物的治疗力量来进行养生、美容、疗理身体和稳定情绪。有效的芳香疗法可以营造氛围、增强创造力和提升工作效率。

芳香疗法属于自然医疗的一种,数千年前,人们就开始应用天然植物来治病和保健,人们发现从拥有芳香气味的植物的花朵、树叶、果实、枝干中提炼萃取出来的植物精油具有镇静、杀菌、收敛的特性,长久以来即被广泛运用在沐浴、护肤、按摩的美容保健中。埃及艳后克丽奥佩托拉睡觉用的枕头里装满了玫瑰花瓣,据说这能使她躺下后很快进入梦乡;所罗门国王让侍者在他睡觉的床上铺洒香料,如芦荟、肉桂等,它们的气味使精神松弛、舒畅;我国古代名医华佗曾用麝香、丁香、檀香等制成粉末,装入丝绸制成的锦囊里,悬挂于室内,治疗呼吸道和上消化道疾病。

人的嗅觉与情绪的中枢都在边缘系统,所以嗅觉常能引起不同的情绪反应,因此,芳香疗法根据每个人的情绪、性格和体质,选择不同的芳香精油以达到调节身心的作用。研究证实,芳香植物精油中的苯甲醇可以杀灭铜绿假单胞菌、变形杆菌和金黄色葡萄球菌;鱼腥草、金银花、大蒜等挥发油对金黄色葡萄球菌等有显著抑制作用;黄花杜鹃、满山红、百里香等芳香植物的挥发油有镇咳、祛痰、平喘等作用;有些芳香植物还具有抗癌作用,如香叶天竺葵油对抑制肿瘤尤其是宫颈癌具有较好的疗效。有关专家研究发现,目前已有 300 多种鲜花的香味中含有不同杀菌素,其中许多对人体有益,所以不同花卉的香味对不同的疾病有辅助治疗的功效。例如菊花含有龙脑、菊花环酮等芳香物质,被人吸入后,能改善头痛、感冒和视物模糊等症状;茉莉花香味可以减轻头痛、鼻塞、头晕等症状;丁香香味能净化空气,并能杀菌,有助于治疗哮喘病;百合花香味使人兴奋,还能净化环境;天竺花香味有镇静安神、消除疲劳、促进睡眠的作用,有助于治疗神经衰弱;玫瑰花、栀子花香味有助于治疗咽喉痛和扁桃体炎;郁金香香味可辅助治疗焦虑症和抑郁症;杜鹃花香味对气管炎、哮喘病有一定疗效;水仙花香味可使人精神焕发;牡丹花香味可使人产生愉快感,还有镇静和催眠等作用。有的花卉还能吸收有害气体,净化空气。如米兰花能吸收大气中的一氧化碳;万寿菊能吸收氟化物;石榴花能降低空气中的含铅量等。

芳香疗法已成为世界盛行的另类疗法。它通过视觉、触觉和嗅觉来刺激大脑皮质,启发思维,解除人们心理和精神上的压力,令人身心舒畅。不仅能使人建立积极的人生态度,还能增强人与人之间的沟通能力。

(二)艺术审美疗法

艺术的美感作用于人脑,能影响大脑的各项活动功能,加深其感觉、知觉、注意力、记忆、思维等认知活动的能力,产生一系列的情感体验,增强其正性情感,消除负性情感,增强意志力,改变不适当的行为模式,提高大脑的智慧活动能力,加强新陈代谢,增强免疫功能等。

1. *音乐审美疗法* 是通过声音对人的听觉刺激而形成的心理反应来激发人的情感,引起生理和心理两个方面的反应来治疗疾病的。音乐具有轻松、愉悦、形象鲜明、陶冶性情等作用,同精神医学有着十分密切的关系。音乐节律和人的身心节律可以发生同频震荡,从而调节人的身心节律达到平衡状态,维持人的身心健康。

音乐作为一种治疗手段,有两方面作用:一方面,音乐声波的频率和声压会引起生理上的反应。音乐的频率、节奏和有规律的声波振动,是一种物理能量,而适度的物理能量会引起人体组织细胞发生和谐共振现象,能使颅腔、胸腔或某一个组织产生共振,这种声波引起的共振现象,会直接影响人的脑电波、心率、呼吸节奏等。科学家认为,当人处在优美悦耳的音乐环境之中,可以改善神经系统、心脑血管系统、内分泌系统和消化系统的功能,促使人体分泌多种有利于身体健康的活性物质,可以调节体内血管的流量和神经传导。另一方面,音乐声波的频率和声压会引起心理上的反应。良性的音乐能提高大脑皮质的兴奋性,可以改善人们的情绪,激发人们的感情,振奋人们的精神。同时有助于消除心理、社会因素所造成的紧张、焦虑、忧郁、恐怖等不良心理状态,提高应激能力。

研究发现,长笛的声音有利于人体放松;黑管的声音可以促进血液循环;而小提琴和钢琴的声音具有镇静作用,可增进食欲、降血压等。人体内有100多种生理活动具有类似音乐的旋律和节奏,当音乐作用于人体时会产生有益的共振,影响脑干网状结构,使大脑皮质出现新的兴奋,使人忘记病情。同时,音乐的节拍还能引起面部肌肉兴奋、加大肺活量、促进血液循环。播放一些旋律优美的乐曲,利用音乐的节律调节神经系统功能,可以起到增强记忆、延缓衰老、增进食欲、促进消化、调节内分泌系统、增强免疫力等作用。

音乐疗法已得到世界各国医学界的普遍重视和推广。美国开展系统化音乐治疗的历史已有60多年,1944年美国密歇根州就组织了第一个音乐治疗学会。之后,澳大利亚、英国、法国、德国、日本等发达国家相继开展了音乐治疗,成立了音乐治疗协会,开办了音乐治疗学院等。

中国的音乐审美治疗起步较晚,1989年我国成立了音乐治疗学会,并出版发行了音乐治疗丛书。之后以中央音乐学院为代表的高校,相继开办了音乐治疗专业,并招收成年人和全日制本专科生及研究生。目前，全国各地的很多综合性医院、精神医院、康复医院和疗养院等都开始开展音乐疗法，一些专门进行“音乐治疗”的“音乐治疗吧”等也在各大城市如雨后春笋般地涌现出来。

音乐治疗运用一切与音乐有关的活动形式作为手段，如听、唱、器乐演奏、音乐创作、歌词创作、即兴演奏，甚至舞蹈、美术等各种活动，而不只是简单的听听音乐、放松放松。音乐治疗过程必须包括有音乐、被治疗者和经过专门训练的音乐治疗师这 3 个因素，三者缺一不可。音乐治疗是一个科学的、系统的治疗过程，有着一系列规范的操作程序，也包括了各种不同的方法和流派理论的应用，因此，必须通过专业的学习才能掌握其方法。而音乐治疗师已成为一个非常热门的职业。根据所采用方法的不同，音乐疗法可以分为：背景音乐疗法、聆听音乐疗法、联合音乐疗法、表演性音乐疗法、创作性音乐疗法 5 种类型。另外，还有体感共振音乐疗法、高频音乐疗法、静心冥想音乐疗法及中医的天韵五行乐疗法的多种不同的流派。

临床实践证明，对于精神抑郁、心里烦闷、不想说话、提不起精神的患者，可以用节奏明快、音调高昂、意境豪迈的民族音乐和现代抒情摇滚乐施行治疗，患者听后会产生兴奋感、愉悦感和欲动感，其抑郁症状会逐渐消失；对患有兴奋症、躁狂症的患者，用节奏舒缓的音乐，可以降低其兴奋度、减弱躁狂状态；对头昏脑胀、失眠多梦者，又可用音色柔美、旋律轻快、令人产生睡意的催眠曲；对易疲劳、精神差、食欲缺乏、消化不良的患者，就应用音色明朗、优美的轻音乐，这种音乐还可以使产妇的情绪稳定，有利于胎儿的顺利分娩。意大利的扎伯洛医师通过研究认为，巴赫的音乐能减轻消化不良，莫扎特的音乐能减轻风湿性关节炎，舒伯特的音乐能帮助入睡，亨德尔的音乐能解除失恋带来的情感痛苦。

2. *色彩审美疗法*　色彩疗法是利用色彩的形象性和情感性，创造一种特定的色彩环境，调节患者的心理情绪，进而影响机体功能以达到治疗目的的方法。研究证明，不同色彩所表现的是不同的波长和频率的光，这些光可以通过不同的能量来影响人的身心健康。例如紫外线可以杀菌、促进人体维生素 D 的合成、促进植物的光合作用等。

色彩的应用范围广泛，从衣着、灯光、家居装饰、饰品、化妆以致所有接触的一草一木，都是可以利用的范畴。人脑对不同的色彩有不同的兴奋度，如红色可使人提高兴奋度，而灰与白则是人类色彩兴奋区上的盲点，会降低兴奋度，使人的情绪处于低潮而易诱发忧郁症。色彩研究学家指出，不同波长的光作用于人的视觉器官产生色感的同时，导致情感的心理活动，色彩具有轻重感、冷暖感、强弱感等。不同颜色还会带给人不同的色彩联想，如看到黄色，似阳光普照大地，感到明朗、活跃、兴奋；看到黄绿色，联想到春天来临时植物的发芽，产生青春、活力、希望的感觉等；看到黑色，联想到黑夜、丧事，从而感到神秘、悲哀、不祥、绝望等。色彩在心理上的效应通常较为明显，如兴奋、消沉、开朗、抑郁、动乱、镇静等。从色彩冷暖系划分的角度分析：冷色如蓝色给人感觉清净、清爽，有消炎、镇静的功效；暖色如红色则容易使人心搏加快、血压升高、产生激动情绪等。一般采用暖色相和明色调，容易造成欢快的气氛；而用冷色相和暗色，则容易造成悲伤的气氛。从色彩治疗学的角度讲，不同的色彩对不同的患者有不同的作用和疗效，不同的患者应该采用不同的色彩配合治疗，如高血压患者要多用蓝色、绿色等，而尽量少用红色。

特定的色彩刺激能引起人的心理和生理反应，进而转化为神经冲动，传到脑而产生特定的感觉、知觉和情感。但任何色彩性质都存在多义性或可能有分歧性，其中对个人感情和理智的反应与人的心理过程有相当密切的联系，对于生活经验的思想、记忆、情绪等，可能表现出差异性的神经冲动。如看到红色，联想到太阳，从而感到温暖、伟大，也可以联想到血，感到不安等。而色彩的含义象征，也与人的年龄、性格、素养、民族、习惯等有关。从色彩的经验感觉到主观联想及理智的判断，到潜意识形成，既有普遍性，也有特殊性；既有共同性，也有个别差异性。因此，相同的色彩刺激在不同人身上不一定完全达到一致的心理和生理表现，但一般来说色彩的影响还是有普遍性的。

(1)红色是具有强烈生气的色彩，象征着鲜血、烈火、生命和爱情。它能增加温暖和活力感，促进血液循环，加快呼吸，改善忧郁心情，对人体循环系统和神经系统有重大作用。适合低血压、贫血等。过久的凝视红色，也会影响视力，进而产生头晕目眩之感，心脑病患者一般是禁忌红色的，也不适合易愤怒和过度活跃的人。

(2)橙色使人愉悦，诱发活力，产生食欲，使人觉得精神饱满。具有开阔思路、增加活力、振奋情绪、刺激新陈代谢的功能。令人感到温暖活泼和热烈，能启发人的思维，能有效激发人的情绪及促进消化功能。

(3)黄色是色谱中最令人愉快的颜色，具有轻盈明快、生机勃勃、温暖、愉悦、增进食欲、提神的效果，可刺激神经系统，改善大脑功能，激发智能，刺激思维，集中注意力等。但不适合失眠的人。

(4)绿色是一种令人感到稳重和舒适的色彩，具有镇定神经系统、平衡血压、增进身心和谐的作用，给人生机盎然、清新宁静的感觉。心理上，绿色让人平静、松弛而得到休息；生理上，绿色可以降低眼压，减轻视觉疲劳，使人呼吸变缓、心脏负担减轻、降低血压、改善肌肉运动能力等，对晕厥、疲劳、恶心与消极情绪等有一定的作用。但长时间在绿色环境中，易使人感到冷清，影响胃液的分泌，食欲缺乏。

(5)蓝色是冷的、安静的。对机体的作用可降低血压，减轻疼痛，给人安静、和谐、清新、舒适和沉思的感觉。具有调节神经、镇静安神的作用，常被用来放松肌肉紧张，松弛神经，治疗失眠，降低血压，预防感冒。但患有神经衰弱、忧郁症的患者接触蓝色会导致病情加重。

(6)紫色代表柔和、退让和沉思，给人以宁静、镇定和幻想，可以治疗大脑疾病及神经紊乱，可以用以恢复精神。

(7)白色象征着真理、光芒、纯洁、贞节和快乐，给人以明快清新的感觉。白色对易怒的人可起到一定的调节作用，有助于保持血压正常。但对于患孤独症、忧郁症的患者，则不宜处在白色的环境中。

(8)黑色具有清热、镇静、安定的作用。对激动、烦躁、失眠、恐惧的患者可起到安定的作用。同时黑色令人产生暗淡、伤感、压迫的感觉，情绪低落者不宜过多接触。

(9)粉红色具有温柔的和谐气氛及浪漫感觉。粉红色能使人的情绪趋于稳定，让发怒的人观看粉红色，其情绪会很快安静下来。对孤独症、精神压抑者有缓解作用。

我国古代医学很早就有将色彩与临床医疗相结合的记载，《黄帝内经》提出“青为肝，赤为心，白为肺，黄为脾，黑为肾”的观点。如朱砂为红色，红色与心对应，所以中医药典上就有“朱砂归心经”的记载。这与现代对颜色治病的研究结果基本吻合。

3. *诗词审美疗法*　诗词审美疗法是指通过吟诗、填词和写诗来表情达意，排解患者的不良情绪，调节生理机制，以达到身心平衡，促进身心健康的审美疗法。

患者在吟诵诗歌的过程中，会自觉或不自觉地找到诗词意境的共鸣点，以抒发情感，排遣烦恼，释放内心的压抑，体味到生命的律动，进入忘我的境界，从而激起患者用审美的眼光对待人生，看待世界，调动积极向上的健康情绪，起到怡情养心的作用。

从生理角度来看，当患者大声吟诵诗歌时，要将感情融入诗歌，进行二次创作，或抑扬顿挫，或慷慨激昂，或轻吟低唱，这时患者要吐气开声，配合腹式呼吸，调整呼吸节奏，甚至有时还要配合一些面部表情和肢体动作。这些活动都有利于呼吸系统、心血管系统、内分泌系统和神经系统功能的调节。

研究发现，对患有抑郁症、神经衰弱、高血压等病的患者，可组织他们吟诵形象鲜明、纯真典雅、柔和清新、富有情趣的田园山水诗，如白居易的《钱塘湖春行》，可使患者读后神清气爽，豁达开朗，释放内心积淀的焦虑、浮躁、恐慌等不良情绪。而对精神不振、悲观厌世、多愁善感的患者，可组织他们吟诵感情饱满、意境豪迈、节奏明快、鼓舞性强、语气豪壮的抒情诗，如毛泽东的《沁园春・雪》，从而引起患者情绪的共鸣，宣泄和转移不良情绪，产生欢快、愉悦、高昂、乐观的良好情绪。对患者有振奋、激励的作用。

4. *书法审美疗法*　书法审美疗法是指书写者或观赏者利用书法的线条、结构、布局、节奏、轻重、提按、徐疾、刚柔、动静等审美形式来陶冶情操、怡情养性、静心凝神，调节身心健康。中医学认为，人的拇指通过手太阴肺经与肺相联系，书法可通过手指的活动活气血，通经络，平衡阴阳，有益人体健康。

书法艺术是中国的国粹，是我国独有的一种源远流长的艺术形式。书法家以汉字为表现对象，以黄金分割率为审美标准，以笔墨纸砚为物质载体，以点线面为表现形式，并寓书法家丰富的情感意趣于其中，书法艺术崇尚自然，追求万物本质，是中国传统哲学思想的最好体现。书法是一门抽象艺术，讲究动静结合，刚柔并济，凝神静心，以意为先，笔随心动，意念倾于笔墨。书法创作时，挥笔有力，肘臂负重，运腕生风，抑扬顿挫，挥洒矫健，力透纸背，使书法者整个身心都处于一种高度和谐的平衡状态，从而增强人体健美。从生理学角度来看，书法艺术的文字语言，表情达意，可以开发人的左半脑，而字的间架结构，通篇布局，则可以开发人的右半脑。书法艺术还能降低血压，减慢心率，减缓呼吸，具有缓和精神压力及解除焦虑的效果。

书法与音乐、舞蹈、绘画等艺术在形式构成上有着密切的联系。如书法的线条、结构、布局、空间造型同建筑美的灵活空间处理，音乐的流动节奏，舞蹈的形体舒展姿态，绘画的色彩抒情等都有着相似的特征。古代张旭观公孙大娘舞剑而草书大进，赵孟頫写字先画鸟飞之行，也都说明了书法与其他各种艺术形式一样，都具有美学治疗的功能。

(三)其他审美疗法

除了上述介绍的各种审美疗法之外，目前人们还发现了很多其他的审美疗法，比如综合艺术疗法、绘画审美疗法、喜剧审美疗法、钓鱼疗法、集邮疗法、舞蹈疗法、美食疗法等。其治疗疾病的心理和生理机制与上述几种审美疗法有很多共同之处，在此不再赘述。

第8章　医学审美评价

任何科学都包含求真、达善、臻美3个有机组成部分，这3个部分的有机统一在医学科学中得到充分体现。现代医学观要求医务人员不能仅是简单、机械地执行医学操作，达到求“真”的过程，而是以整体观对医学服务对象实施心理、生理和社会全方位的治疗，在了解人、懂得人的基础上实施医学行为，达到人体内、外环境的全方位平衡和稳定。从而体现“善”和“美”的内涵。医学审美评价正是评定医学学科追求真、善、美的过程，是促进医学美学不断向前发展的途径和动力。

第一节　医学审美评价及其标准

一、医学审美评价概述

(一)审美价值

审美价值(aesthetic value)是指审美对象本身具有的价值性。从结构上看，审美价值有两个基本的“层次”。第一层是作为对象或形象的感性现实，即审美的自然方面；第二层是位于这种感性现实后面的东西，在现实中表现出来的东西，即审美的社会方面——对象对社会和人的客观意义。由此我们可以确定审美价值的两种意义。第一，是准审美意义，即对于感官生理功能的意义；第二，是审美本身的意义，只相对于人而存在，它在人们的劳动过程中产生。

医学形式的审美价值是建立在实践价值基础上的，具有客观性。在审美中，由于地区和民族等文化差别，会出现价值观的差异，甚至会有完全不同的价值标准。但这不意味着审美价值无客观性，因价值不等于评价，它们之间可以统一，也可以对立。一方面文化习俗和个人经验是造成不统一的主要原因。在对某一医学形式的实际判断中，不同主体会出现不同感受。例如，一个人在丧失亲人时，再欢快的形式也不会被其感知为愉快的对象。反之，一个时逢喜事的人，在阴雨连绵的天气里也会感受到欢庆的气氛。由于文化习惯的差异，一幅山水国画可能难以被一个西方人所接受，这就是说，主体的评价与价值的客观性是否相符合，还要看审美主体所持有的审美媒介是否符合主体的审美习惯。一个不会下围棋的人，无论其有多少美学方面的知识和经验，也很难感知到棋盘中的形式之美。另一方面，主体能否在理智的作用下将普通情感升华至审美情感也是一个关键原因。一个具有审美水平的人，能感知和体验各种媒介的审美现象，甚至能将日常信息转换成审美信息进行体验。

审美价值中，通过人们对它的感知和体验，并把这种感知和体验上升为判断，才能为人们所认识，这个过程就是审美评价。

(二)审美评价

审美评价是指按照一定的审美标准为尺度,对审美对象所做的鉴赏、阐释和评价。它是审美主体在审美判断的基础上,对审美对象所持的审美价值的体现,是一种极为丰富而复杂的审美活动。

审美评价是主客观的统一。由于人们的审美评价机制是在社会实践中形成的,受到某个特定的社会、民族、阶级的共同观念及人类普遍情感的影响,因而审美过程中社会自觉或者不自觉地遵循着一个共同的以客观社会实践为前提的审美标准。所以审美评价真实与否,深刻与否,是有一个客观的标准的。一个人对审美对象所做的正确评价,必然是与对象的审美价值相符合的。审美价值的客观性并不排斥主体感受在审美形式上的多样性。审美评价是主观的,是对审美价值客观性的主观表现。审美评价是在主体参与下进行的,审美主体的审美修养、审美经验、审美情感、思想水平及个人的生活情感好恶等决定了审美评价具有主观成分,这些成分造成审美活动的复杂性,也造成评价的多样性。因而在审美评价中,首先应对自己的审美判断做内省的理性分析,理清情感中审美的和非审美的成分,用自己的判断以推测性的逻辑引导自己去感知和评价医学形式。然后,将自己的判断和他人的判断进行对照,以看到自己的评价哪些方面符合多数人的意见,符合客观现实的评价。如此反复进行,养成自觉验证判断的习惯,减少盲目冲动评价,从而使审美评价达到主客观的统一。

审美评价不能创造出审美价值,但是审美价值却必定要通过评价才能被认识。评价有可能符合也可能不符合原有价值。当审美评价符合审美价值时,两者之间的关系是真实的;反之,则是虚假的、错误的。审美评价的认识,是在实践基础上对美学现象进行科学的分析和综合,从中揭示出带有规律性的认识,遇见并推动未来将要产生的审美价值。

(三)医学审美评价

医学审美评价是指审美主体依据一定的医学审美评价标准,包括审美原则、审美观念、审美程序等,对医学形式的审美价值做出主观判断和评价。医学审美评价是医学实践的重要组成部分,其核心是价值判断。

医学审美评价是针对现实司空见惯的审美对象而言的,与艺术美这类审美对象相去甚远。对“有意味的”医学形式的感知、体验和评价,并不是日常意识和习惯所能企及的。一个不具有较强审美意识的人,往往能欣赏一般美而不能欣赏医学美。人们也许会提出这样的疑问“医学美在哪里?”而提不出“我感觉到了什么”等评价性的意见。造成这种情况的原因是多方面的,其中主要原因在于,观察者缺乏一定的审美意识,他的评价标准尚未建立在审美价值判断的基础上。所以,面对一系列的医学现象,片面地使用真与善的标准,难以将它们当作医学审美现象,其评价标准自然就失去了有效性。因此,医学审美评价关键是要充分体会把握医学现象、医学形式的审美价值。

二、医学审美评价标准

医学形式作为审美对象,是一类清晰可辨的客体,它可以直接唤起接受者在审美过程中充分发挥自己的能动性和创造性。医学审美评价标准就是对医学形式所具备的审美价值的主观认定和客观认定所遵循的标准。

(一)客观标准

在价值的客观方面,主要表现为审美客体具有满足主体需要的属性。对人类优点,或优秀人种审美特征的价值认定，是一种普遍化的客观现象或客观标准。

人的审美关系历来是价值关系。审美关系客体本身具有价值性。审美价值是客观的，这既因为它含有现实的、不取决于人而存在的自然性质，也因为它含有客观的、不取决于人的意识和意志而存在的人和社会的相互关系，即在社会历史实践过程中形成人与人的相互关系。审美关系的客观方面和主观方面各自具有相对的独立性。主观方面的发展形成了人们的审美能力，客体方面不依赖人的主观反映而存在和发展着。因此，应该把具有“形成人们的审美能力”作用的客体称为审美客体。显而易见，作为审美体验前提的审美客体，其本质是审美价值或者审美属性，绝不等同于审美体验。

普遍而言，某种现象对于组成社会的所有的人和团体并不具有同样的价值意义。既然先进的社会力量和劳动群众作为社会发展的真正代表，那么某些现象对这些社会力量的根本利益的客观关系，归根结底可以成为对这些现象做出一定的价值评定的客观标准。客观标准产生于审美价值认定，受到社会历史实践的制约，在审美价值关系中，个体实践和社会实践有机而辩证地融为一体。

一切价值都是在社会历史实践过程中产生的，无论是时间价值和认识价值，还是道德价值和社会政治价值，其存在不是互相隔离，而是互相影响的。审美价值作为一种对人类、对人在宇宙中的综合意义的认定形式，处于所有相互渗透着的价值的中心。这是因为，审美因素能够参与一切形式的人类活动，审美关系包括多种多样的人际关系，是对各种意义的综合体现。这就是审美价值的特征。

（二）主观标准

审美评价是主观的，它是对价值关系的主观反映，它取决于审美修养、思想水平、个人的生活情感好恶等。由于人们的审美评价机制是在社会实践中形成的，受到某个特定的社会、民族、阶级的共同观念及人类普遍情感的影响，因而审美过程中，社会自觉或者不自觉地遵循着一个共同的以客观社会实践为前提的审美标准。所以审美评价真实与否，深刻与否，是有一个客观的标准的。一个人对审美对象所做的正确评价，必然是与对象的审美价值相符合的；审美评价则是主观的，是对审美价值的主观关系的表现。两者之间有联系，但不是附属的关系，两者是相对独立的。审美评价不能创造出审美价值，但是审美价值却必定要通过评价才能被认识。评价有可能符合也可能不符合原有价值。当审美评价符合审美价值时，两者之间的关系是真实的；反之，则是虚假的、错误的。审美评价的认识，是在时间基础上对美学现象进行科学的分析和综合，从中揭示出带有规律性的认识，预见并推动未来将要产生的审美价值。

（三）文化标准

价值的主观方面和客观方面可以统一为文化，形成文化标准。人体既是生物体，也是文化现象，因而评价标准也应该有文化标准，而且人体本身是一种文化。文化价值的实质有别于其他的审美价值（比如自然现象和自发社会现象的审美价值）。劳动在人类进化过程中起着决定性的作用，人体文化价值是劳动创造的结果。但并不是劳动活动的任何结果都能成为审美对象。人对世界的审美关系在文化价值中得到物化和体现，文化价值是一种新的、更复杂的审美价值。

三、医学审美评价的功能

医学审美评价是在医疗护理实践中，医护人员依据实际工作中的审美标准和原则，对医护人员自身和医疗行为做出的审美判断。对医疗活动进行审美评价符合人们的健美需要，促进医学与美容医学的发展。具体来说，医学审美评价的功能主要表现在以下 4 个方面。

(一)利于增进个体健美

首先，医学审美评价为社会、为医学和美容医学提供了人体健美的客观标准，使人们对人体健美有一个科学的、理性的认识。其次，通过医学审美评价活动，可以帮助人们自觉树立健美意识，提高医学美、人体美的鉴赏能力，有利于全面增强身体素质，一个人只有身心健康，精神充实，才会在体魄、行为以至心灵等各方面都展现出美。再次，医学审美评价活动对人体健美的实现有促进作用。通过美的欣赏和评价活动能促进身体功能的协调，调剂人们的精神，增进人们的愉快情感，从而使血液中分泌出有益于健康的化学物质。享受美的过程可使肌肉松弛，大脑得以休息，身心愉悦。可见，医学审美评价活动对人们身体健美的促进作用有着心理学和生理学根据。

(二)利于引导医务人员的执业行为

在医疗实践中，医务人员的行为及所创造的事物是否符合医学美的规律，医学审美将对此做出评判，肯定和发扬美的东西，否定和摒弃丑的东西。医学审美评价活动对医务工作的执业行为及结果做出评判，肯定和发扬美的东西，否定和摒弃丑的东西，肯定和否定的过程就是行为规范的形成过程。审美评价的不断进行必然导致医务工作者执业行为规范的不断完善。另一方面，不同的审美主体对同一审美对象具有不同的审美评价，不同的审美评价之间相互作用，相互影响，使得各个审美主体不得不反思自己的审美评价，反思的结果是肯定或否定部分评价，并得出新的审美评价，新的审美评价导致新的审美行为，这就是审美评价对医务人员行为的引导作用。促使医务工作者自觉学习，全面提高自身素质，以适应现代医学发展的需要。

(三)利于改善医患关系

医学审美评价的实施更加规范了医务人员的工作作风、服务态度、服务质量、服务效果及仪表仪态等，促使医务人员加强医学审美修养，自觉树立审美意识，按照美的规律对服务对象在身体、心灵、言行等方面进行美的评价和美的塑造，使他们在解除病痛、恢复功能的同时，更好的维持机体的完美统一。这样的求真、达善、臻美的医疗执业行为必然赢得服务对象的信任，促进良好医患关系的建立。

(四)利于促进医学科学技术的发展

医学科学技术的发展与医学审美评价的实施具有相互促进作用。高新的医学科学技术不仅解决了许多医学难题，更丰富了医学审美内容，增进了医学审美评价的作用，反过来医学审美评价的实施增强了医务人员的医学审美能力，进而增强对医学科学技术发展规律的认识和进一步探讨。因而，医学审美评价的不断进行，大大推动了医学科学技术的发展。

第二节　医学审美评价的基本原则

一、真、善、美相统一的原则

美源于自由创造，医学美也是如此。自由创造是合目的性与合规律性的统一，合规律性是真，即客观世界自身变化和发展的规律；合目的性是善，即合乎功利性。在人的实践中，美的产生以对真的认识和掌握为前提。人的自由创造必须依靠对客观的必然性的认识才能得以进行，改造自然和社会，如医学美容学所进行的人体审美改造等，要符合其发展规律和必然性。否则，自由创造就无法进行，美也就无从产生。

美与真的区别在于：其一，真是客观规律本身，而美是通过实践，在认识客观规律的基础上，肯定人的自由创造的生动形象。其二，真是求知的对象，引起人们去追求真理，了解客观世界本身的内在联系，而美却是欣赏的对象，具有生动的形象，是对人自身本质力量的肯定，也是一种情感关照的对象。审美评价过程就是一种情感关照过程。

美和善的区别在于：其一，两者与功利的关系不同，美和功利是一种间接关系，功利是潜伏在形象中的。善则与功利直接相联系。其二，内容和形式的关系不同，善有形式，但是不讲求形式。人们对善的把握主要是通过概念去揭示对象的功利性质，而美则在内容与形式统一的基础上，注重形式，强调内容要显现为生动的形象。其三，善是意志活动的对象，而美是观赏的对象，能唤起情感的喜悦。美以善为前提，因为人类改造世界的实践活动的出发点和最终目的是完成善的过程，没有了人类的实践活动，美也就不存在了。

总之，美离不开真和善，人只有掌握了客观世界的规律，求到了真，并把它运用到实践中去，达到了改造客观世界的目的，实现了善，并且表现为生动的形象，才有可能有美的存在。审美评价就是在真、善、美的统一关系中进行的。医学审美评价必须以真为基础，坚持揭示医学本质与规律性；医学审美评价又必须以达善为目的，应该服从于医学的目的和人类健美的需要；医学与美容医学的最终结果通过健美的人体得以展现，坚持医学审美评价，塑造具有生命活力美的可感形象，使主体产生情感的愉悦。

二、普遍性与特殊性辩证统一的原则

普遍性是一类事物中不同个体所共同具有的性质和特点，它是人们对同类事物的总结、概括和抽象，原来它就存在于一个个具体事物之中，所以我们说普遍性就存在于特殊性之中，并且只能通过特殊性而存在，没有特殊性就没有普遍性。人的美是共性，存在每个人的具体的美之中。人的美的一般共同本质即“人的本质力量的对象化”，就是从具体的个别美中抽象概括出来的，没有这些具体的人的美的特殊性，就不可能有人的美的普遍性、共性。

美的特殊性（个性）是千差万别、丰富多彩、具体生动的，而普遍性（共性）则是抛开了美各自特殊的东西，抛开了许多丰富多彩、具体生动的个性、特殊性，只是概括、抽象出了它们的共同的本质。普遍性与特殊性的关系是共性与个性的关系，而不是“多数”与“少数”的关系，更不是“整体”与“部分”的关系。医学审美评价中要特别注意区分这 3 种关系。

审美特殊性也离不开普遍性，不包含普遍性的审美特殊性也是没有的。我们以人体审美为例，各种人体虽然有自己的特点，但又都含有相貌、体态等人体审美共存的成分，如果离开了这些共同的性质和特征，他也就没有“资格”称为人体了。所以，世界上的事物无论怎样特殊，它总是和同类事物中的其他事物有共同之处，总要服从这类事物的一般规律，所以说审美特殊性也离不开普遍性，特殊性要接受普遍性的指导。因此，坚持普遍性与特殊性相统一的原则是医学审美评价的重要原则。

普遍性与特殊性相互联结，不可分割，同时又相互转化。随着时间的推移和场所的变更，普遍性可以转变为特殊性，反之亦然。审美的普遍性和特殊性也遵循这一原则。就是说，审美普遍性与特殊性的区分是相对的，它们之间没有不可逾越的鸿沟。当空间范围、时间阶段发生变化的时候，都可以引起两者的相互转化，这是由客观世界范围的极其广大和事物发展的无限性决定的。比如植物审美，在植物界来说是审美的普遍性，红花与绿叶等，但对于整个自然界来说，就是审美的特殊性了，因为自然界中还有动物，它们的审美肯定不等同于植物审美了。

医学审美评价必须坚持普遍性与特殊性的辩证关系。例如，千百年积淀下来的、社会普遍肯定或认可的人体健美标准，女性的曲线美、阴柔之美，男性的雄伟矫健、阳刚之美等，具有普遍性，必须坚持；同时又不能否认审美感受个体差异性，尊重个体的审美选择。

三、内容与形式相统一的原则

内容与形式本是唯物辩证法的基本范畴，也是审美评价的基本范畴。现实事物都是形式和内容的统一体，内容决定形式，形式必须适合内容。形式虽然受制于内容，但对内容有反作用，形式和内容不相适应，就会对内容的发展起消极的阻碍作用。医学形式和医学内容是辩证统一的，医学审美评价不能割裂内容和形式的统一。

医学美的内容就是构成医学美的各种内在要素的总和。具体讲，医学美的内容是指渗透了医学主体思想感情的审美对象，它既包括了客观因素，又包括了主观因素，是主客观因素的融合。医学美的内容在实践中体现了其真的方面，任何依据科学规律对患者所实施的治疗与维护，都会对健美有帮助。医学美的内容不能孤立地存在，它必须要与相应的形式结合在一起，才能表现出来。医学美的形式是医学形式的升华，是指以美的原则指导医疗行为、过程及结果等医学形式，是医学美内容的感性显现，如优美的语言、优雅的动作、娴熟的技艺等。这从美容医学对人体美的创作过程可以清楚地看出来。不符合医学规律的行为、过程，即使再符合美的规律，也不能给予美的评价。在医学审美评价中，如果脱离了医学内容，片面夸大美的形式，不仅达不到美的目的，甚至会影响人的健康；相反，如果无视人们对美的形式的追求，就不能最大限度地满足人对健康与健美的需要。其实，医学美的内容和形式，仅能在理论上把它们加以区分，而在具体的医学美中，内容和形式根本无法割裂，要想把形式从内容中分出来，那就意味着消灭了内容；反过来，要想把内容从形式中分出来，那就意味着消灭了形式。在具体的医学美中，内容和形式都不可能孤立地存在，总是紧密结合在一起的。

四、健与美相统一的原则

美是现代健康的应有之义，是身心健康、社会幸福的完美状态。健康就是人自身及其与外在环境的和谐，健康就是美！世界卫生组织也提出了人体审美标准，指出：体重适当，身体均匀，站立时头、肩和臂的位置协调；肌肉丰满，皮肤富有弹性；头发富有光泽，无头屑；眼睛明亮，反应敏锐；牙齿整齐，无龋齿，牙龈色泽正常；能抵抗一般性感冒和传染病；有充沛的精力，能从容不迫地担负起日常生活和繁重的工作而不感到过分紧张和疲劳；态度积极，处事乐观，乐于承担责任，事无巨细而不挑剔；善于休息，起居规律；善于用脑，应变能力强，能适应外界环境的各种变化。美就是健康！健与美的统一顺应人们对健康的需要，是医学审美评价的重要原则。

第三节 医学审美评价的方式

一、知觉与表象

人生活在世界中，时时刻刻与周围的事物相接触。感觉是指客观事物的个别属性作用于人们的感觉器官，而在人脑中的直接反映。人们日常看见的不同颜色、光线，听见的各种声响，闻到的各种气味，皮肤感受到的疼痛、麻木、冷热等，都是通过人的眼、耳、鼻、皮肤等器官而获得的感觉。知觉是大脑对作用于各种感觉器官的客观事物的整体属性的反映，在感觉的基础上形成，又不同于感觉。例如，我们看到一个物品，不仅看到它的颜色，而且看到它的形状，触摸到它的软硬度等属性，从而形成对该物品的整体印象，这就是知觉。知觉是一切认识活动的心理基础，也是美感的心理基础。美的事物具有形象可感性，如果没有对美的事物的知觉，就不可能产生审美感受。在这种意义上，美感是通过知觉来实现的。人在认识事物时，各种感觉器官往往协同作用，很少有单纯的感觉孤立地存在，都是以知觉的形式直接反映事物，因此，人们常把两者联系起来，称为感知。

审美感知是审美活动的初级阶段，它受审美观的影响，这种影响在医务人员的审美感知中更为明显。医学美总是蕴含在特殊的感性形象之中，如医务人员的仪表美、风度美等，通过对感性形象的感知，患者才能直接感受到它。在与患者的接触中，医务人员了解了患者的各方面情况，看到患者表现出的顽强的意志品质、对生活的乐观态度，综合以往的知识、经验，便会在脑海里留下深刻地印象，即表象。

表象是指保存在记忆中的外在事物的形象。也就是说，我们曾经知觉过某个事物，现在它不在我们知觉的范围之内，然而它的形象仍然留存在我们的记忆中。没有知觉就没有表象。有了表象和表象的运动，才会有更加复杂的心理活动。表象通过知觉产生，在反映外在事物时它们都具有直接性和形象性的特点，但表象的形象性在稳定性和鲜明性上不如知觉。知觉也有其局限性，即只有当外部事物在我们的感官所能触及的范围内，它才会产生，外部事物一旦超出这种范围，知觉就会随之消失，而表象却可较长时间地保留在我们的记忆中。知觉与表象的这种区别，使它们在美感中的作用也不一样。表象可以作为审美经验不断积累起来，而知觉只有当我们直接和外部事物接触时才可以发挥作用。

二、联想与想象

联想是根据事物互相联系这一客观规律，由知觉到的一种事物想起另一事物，或者由想起的另一种事物再想起第三种事物的心理活动。想象是在原有的表象和经验的基础上，通过表象的分化、重组和运动，创造新形象的心理活动。

1. 联想的表达方式

(1)横向性联想：特征相近的事物，在时间或空间上相接近的事物，可互相引起联想。事物的形态、色调、声音、气息、所属范围、所处地位等，都能由此及彼引起联想，我们最常见的花儿与少年的比喻就属于这一类，人的美与花的美联系起来。

(2)纵向性联想：由一事物引起对曾经接触过的另一类事物、见闻的追忆。也可称之为追忆性联想。许多回忆式的审美过程，常用到这类联想。例如，护理人员经常接受道德及审美教育，以南丁格尔的审美标准视为自己的审美标准，以提高自己的审美境界。

(3)对立性联想：古与今、新与旧、爱与憎、欢乐与苦难等之类都是对立的，彼此可以产生联想。如从现代人体审美联想到古代人体审美。

2. 想象的表达方式

(1)补充式想象：有的医学形式的内容并没有都呈现出来，所呈现出来的只是其中的一部分，没有呈现出来的那部分便要凭借想象能力去完成审美。如医院建筑设计布局，设计者并没有完全清楚、明白地展示其审美内涵，审美主体可以根据具体设计布局进行补充想象去完成。

(2)膨胀式想象：也就是在原有的想象基础上进行扩充式再想象。如对人体美的扩充是审美想象。

(3)突破式想象：新的想象完全突破了原有的感性形象。如超越人体美本身，而赋予人体美以艺术审美想象，把人体看成艺术品。

联想是手段，不是目的。在医学审美过程中，联想可以丰富想象的内容，促进想象的发展，使医学美更丰满、更鲜艳、更生动感人。想象接近于联想又略高于联想，具有鲜明的目的性，合理的想象是为塑造审美形象、表现审美主体服务的。想象可以加深对医学形式的理解，辨别真假、善恶、美丑，提高鉴赏能力，丰富知识，接受美的陶冶，并受到教育和启迪。

三、情感与理解

情感是人们内心世界的自然流露，是人们对客观事物和周围人群喜怒哀乐的外在表现，即人们对客观事物所持的态度而产生的内心体验。情感是人的意向和意志中较活泼、热切的活动，审美就是这种活泼、热切的活动。人的心灵有两种主要的能力：第一是理解力，借此我们可以查验判断事情；第二种能力则是我们在看事情的时候，不会只是个漠不相关的旁观者，而是有喜欢或不喜欢、高兴或不高兴、赞成或反对的态度。有时我们称这第二种能力叫作意向，在我们做决定的时候，我们则称之为意愿。当心智运用其意向或意愿时，我们通常又称之为“心意”。

人类在两个方面上运用意志：第一，我们如果喜欢或赞成一件事物，可以向着我们所看到的东西移动过去；第二，我们可以对所看到的东西背转而去，拒绝它。当然，这些意志上的行动有程度上的差别。有些喜欢或不喜欢的意愿只比完全漠不关心稍微多一点，而对别的事情喜恶的程度强一点儿，强到一定程度就会以一种活泼、热切的方式行动。这些活泼、热切的意志行动，就是我们所称的“情感”。意志和情感并不是两样不同的东西。对某样东西喜欢，如果是活泼有力的，就很像是“爱”的情感；而同样强度的不喜欢，就像是“恨”。我们的意志赞成某样东西时，我们就对那样东西有某种程度的“倾向”；而如果这种倾向很强，我们就称之为“欲望”。在意志的每个动作中，如果我们赞成某些东西，就有某种程度的愉悦，如果这种愉悦很强，我们就称之为快乐或高兴。而如果我们的意志不赞成什么事，我们就有某种程度的不喜欢，如果是很不喜欢，我们就称之为悲伤或难过。意志的每一动作不是赞成和喜欢，就是不赞成和拒绝。所以我们的情感有两种：有些情感使我们走向我们所看见的倾向它或寻求它，这些情感包括爱、欲望、希望、喜乐、感谢和愉快；另有些情感是我们背转我们所看见的，反对它，这些情感包括憎恨、害怕、生气和悲伤。

医学审美情感是医务人员在医学实践活动中对自己所履行的道德义务、行为及产生结果的一种爱憎或好恶的情绪和态度。它是建立在对患者生命的热爱、对人格尊重的基础上，是一种高尚、纯洁、理智的职业美情感，表现出对患者的热爱、关怀、体贴，是对生命、对健美高度负责的表现。

理解是通过揭露事物之间的联系而认识新事物的过程。它是在感知的基础上通过思维加工，达到对新事物的认识。理解可以分为两个层次：第一个层次，与感知结合在一起的理解，揭露事物的外部联系，如把一事物归入某一范畴，把特殊事物归入某一概念，回答“是什么”的问题。第二个层次，与理性思维相结合的理解，揭露事物之间的内在联系，如确定事物间的因果关系，回答“为什么”的问题。

判断审美主体是否对审美对象达到了理解的程度，可依据下列标准：第一，能正确回答“是什么”或“为什么”的问题；第二，新旧知识已经有机结合起来，新知识已纳入个人的系统之中；第三，能用自己的语言表达出来，能解释有关事例；第四，能正确运用所学的知识。

可以根据不同的标准对理解进行分类。第一，根据理解水平可分为知觉水平的理解、思维水平的理解。第二，按照理解的内容可分为：其一，对言语的理解，包括对词的理解和对句子的理解。其二，对行为的理解，也叫对行为的归因，即揭示行为的动机。人是通过一个人的言行来理解他（她）的行为动机的。其三，对文学艺术作品的理解，主要是理解文学作品的艺术形象、主题思想和写作方法。其四，对科学的理解，主要包括对事物的性质、事物之间的种属和因果关系、事物内部组织结构的理解，对概念、命题、原理和规则的理解等。其五，对人的理解，主要指对人的想法、感情和处境的理解。对人的理解要求设身处地，要移情，能够站在对方立场上，能用对方的眼光去看事物，产生类似的情绪体验。我们平时说的“我理解你的心情”就是指对人的理解。

促进医学审美评价过程中的理解，可以有如下几方面理解。

第一，唤起已有的知识经验是理解的前提。由已知到未知，是人们认识世界的基本规律。前苏联心理学家切诺夫指出：“某一思想只有在它构成一个人自己经验中的一个环节时，才能被领悟和理解。”审美主体已有的知识经验愈丰富、愈正确，对新的知识的理解就愈顺利。因此，在医学审美评价过程中应尽量唤醒已有经验，为理解创造条件。

第二，美容医学塑造人体美应突出人的本质特征。美容医学审美塑造越是突出人的本质特征，审美评价的理解就越容易；反之，无关塑造或违背人体美规律越多，审美评价的理解就越困难。

第三，注意审美的变式与比较。变式是指在审美创造过程中，应提供适应不同人的个性形式，使人的非本质特征得到变异，丰富多彩，进而突出本质特征或共同规律。不充分或不正确的变式，会引起审美评价的错误。消除错误的有效方法，就是多提供包括各种非本质特征的变式。

第9章　医学审美教育

医学审美教育在于培养医学生成熟的审美心理，提高其感受美、鉴赏美、运用美和创造美的能力，并使这种能力日臻完善，促进其在智力、思想、道德、体格、人格等方面全面发展，以更好地为医务实践服务。医学审美教育是医学美学的重要组成部分，也是医学教育的一个重要环节。能否在医务实践中按照美的原则，运用美的规律，依靠美的修养，有效地为人体健康和人体美服务，是新时期医学教育成功的重要标志。

第一节　医学审美教育的内涵

医学审美教育是医学生素质教育中不可或缺的组成部分，要求教育者在一定的医学美学思想和理论的指导下，对医学生进行医学审美意识和医学审美规律方面的教育，将这些内容渗透到德育、智育、体育等教学实践活动中，提高医学生医学审美的感受力、鉴赏力和创造力，从而达到全面提高医学审美整体素质的目的。

一、医学审美教育及其由来

18世纪末期，德国诗人和美学家席勒从人道主义立场出发，率先提出了"美育"(德文 asthetische erziehung)一词。当年，席勒敏锐地观察到，人在自然状态中受制于自然，在纯粹的道德中理性往往压抑感性，而他认为理想的人格应该是感性与理性两个方面能够自由、完美地融合，形成"优美的灵魂"，而"优美的灵魂"的实现，一定要通过审美教育，即"美育"来实现。

中国最早使用"美育"术语的是蔡元培先生。1901年，蔡元培先生将德文 asthetische erziehung 翻译为"美育"，并体现在《哲学总论》中。1903年，王国维在《论教育之宗旨》中，将西方美育理论较为全面地引入中国。1922年，蔡元培先生在《美育实施的方法》一文中写道："我国初办新式教育的时候，只提出体育、智育、德育三条件，称'三育'。10年来，渐渐的提到美育，现在教育界已经公认了。"此外，蔡元培先生提出了著名的"以美育代宗教"命题，其认为艺术与宗教的相同之处，就是都能作用于人的感情。情感与理智是人把握世界的重要方式，这种把握的能力的获得要通过后天的培养和教育，其中美育是情感教育的组成部分。中国近代硕儒王国维将四育分为两个部分：体育和心育，其中心育包括德育和美育，四育的目的是培养身心健康、全面发展的人。

(一)审美教育与个人的全面发展

1844年，马克思在《经济学——哲学手稿》中指出："我们把劳动力或劳动能力，理解为人的身体即活的人体中存在的，每当人生产某种使用价值时就运用的体力和智力的总和。"马克思和恩格斯在1848年出版的《共产党宣言》中指出，"每个人的自由发展是一切人自由发展的前提”。可见，马克思和恩格斯从本质的层面上提出了一些最基本的，也是方向性的理论说明，以引导人的全面发展。个人全面发展的基本内涵大致可理解为以下3点：第一，自由个性的充分发展；第二，个人能力的充分发展和个人价值的全面实现；第三，人类特性在个人身上的充分发展。

审美教育是美学和教育学的融合，是素质教育的重要组成部分，“没有美育，就不可能有个性充分的全面发展”。通过审美教育活动，促进个体的审美发展，以进一步推动人的全面发展，进而达到人与社会和谐完美的发展。尽管美育作为一种情感教育，其功效并非立竿见影，但却像春雨那样，“润物细无声”地渗透在人心理领域的各个方面，不仅给人以美的愉悦，而且给人以真的启迪、智的诱发、健的促进。美育以它独特的功能，对人的全面发展起着十分重要的、不可替代的作用。

1. *审美教育促进个体的发展* 完美人格的发展，即人全面自由地发展，或者说是人本质力量的完满和充实，人的智力、品格、情操和体魄全面而和谐的发展。审美的基本功能就是塑造完美的人格，而塑造完美人格的关键环节在于建构完善的审美心理结构。这种心理结构的构建从个人来说是经过教育的结果，所以讲欣赏能力，就直接牵涉到培养这个心理结构的问题。假如我们所受的艺术熏陶多，文化教养水平高，那就会使心理结构丰富，审美能力强，你就能够在人家不能够发现美的地方发现美，并进行美的创造。具体来说，通过运用人类长期实践活动中所创造的美的产品，以及揭示出的美的规律，去影响个体的感官和心理，增强审美感受的创造力，形成平衡和协调的心理结构，并间接地影响智力和品德的发展，最终以实现完美人格的塑造。审美教育有助于认知结构和伦理结构的建立，有助于智力和品德的发展。一个全面发展的人，不仅是懂伦理的人、理智的人，同时又是会审美的人。

2. *审美教育促进智育的发展* 美育着重于感情、意志方面的陶冶，现代科学已证明美育能够促进人的智力的发展，而这一观点在以往并没有受到足够的重视，在实际教育中，往往只重视知识教育，而忽视了审美教育。首先，审美教育能够以美启真，丰富知识。它不仅可以启迪人们的思维，而且能够丰富人们的情感，人们通过对于自然美、社会美、艺术美的欣赏，可以在愉悦精神的同时，洞察历史，认识自然，了解社会，获得各种自然科学和社会科学的知识。其次，审美教育可以启发人的想象力，培养创造力。爱因斯坦说：“想象力比知识更重要，因为知识是有限的，而想象力概括着世界上的一切，推动着进步，并且是知识净化的源泉。”实践证明，对儿童进行音乐、美术等方面的审美教育，已经成为培养儿童创造性思维、开发儿童智力最有效的手段。生活中，一部文学作品，一副精湛的艺术品，一曲动人的乐章，一种美的事物，都能唤起人们丰富而宽阔的想象力，使创造性智慧得到启迪与形成。再次，审美教育是一种自由的教育，它能够充分发挥人的审美主体性。作为社会的人，在不强迫、不灌输、不借助意志及毅力的条件下，完全以自由的方式，寻找其认为美的东西、美的生活。

美育过程是一个自由自觉的教育过程，是一个激发受教育者的情感、思想，进行自我运动的过程，是受教育者被美的事物所吸引，主动、愉快、自觉地追求美的人生境界的过程。席勒在谈到美育的特点时曾说过，“美育通过自由去给予自由，这就是美育王国的基本法律”。这不仅指出了审美教育是用一种自由的方式进行的，还说明了审美教育的目的是使人们获取更大的自由，成为一个完美的、全面发展的人。因此，审美教育是受教育者认识世界，促进智力发展的根本途径。

3. *审美教育完善和巩固道德教育* 审美教育在于培养人全面发展的自我意识，使人认识自身的价值、情感和地位，是对人的自由天性的培育。审美境界可促使个体抑制感性欲求，保持自身的尊严和高尚的人格，使人做到宁静致远，跨越生死，不计较利害得失。在审美教育中道德感、理智感、美感三方面是融会贯通的，其中，美感作为一种信息把三者联系起来，使审美情感成为一种道德行为的动力。别林斯基说“美与道德是姐妹”，这就指出了美与道德的关系，即美育与德育是相通的、相互依存的、相互补充的和相互促进的。缺乏美育的德育是不彻底、不完全的德育，使人始终停留在外在的、肤浅的层面，不能到达内心深处；而缺乏德育的美育则是狭隘和封闭的，只有依赖德育，才能将美育的触角伸入广阔的社会领域。席勒认为：“要把感性的人变为理性的人，唯一的途径是首先让他们成为审美的人。”审美教育是德育的深化，可使人从客观上感受到自然美、社会美和艺术美，从而提高内心灵魂美的追求，使人自觉脱离世俗，抛弃低级趣味，追求高尚的精神生活。

由此可见，审美教育对人全面发展的教育任务有着不可替代的作用，没有美育的教育是不完整的教育。审美需求的肢解或匮乏，意味着完整人格的肢解，全面发展的破坏。

（二）审美教育的特征

1．体验性　审美教育作为塑造完善人格的一个重要方面，其特征不同于智育和德育。智育是一种理智活动，要求保持客观冷静的态度，不能带有任何感情色彩。德育涉及更多的是善恶价值判断，虽与情感及人格培养有一定的关系，但毕竟不同于美丑辨别的审美教育。而任何人审美能力的形成和发展，都要通过独特的情感体验来完成，具有体验性，有别于智育和德育。

2．娱乐性　审美教育的娱乐性，是指在审美教育的实施过程中，个体明显地感受到某种程度的愉悦，感到意趣盎然，由此获得某种满足。在审美活动中，任何个体都要暂时排除生理及道德上的功利关系，只会感受到轻松感。“美育之父”席勒在《美育书简》一书中指出：“人应该同美一起只是游戏，人应该只同美一起游戏。”

3．自发性和主动性　审美教育的自发性和主动性，是指受教育者具有自发和主动介入的兴趣。相对于智育、德育的严肃、刻板和枯燥，美育则能激起受教育者浓厚的兴趣，唤起他们参与的冲动，感受审美所带来愉悦。

（三）医学审美教育的目的与实施

美育的根本目的在于促进人的审美发展，按照“美的规律”塑造“具有人的本质的这种全部丰富性的人”“具有丰富的、全面而深刻的感觉的人”，通过人的审美发展推动个体的全面发展，进而达到个体自身及个体与社会的和谐完美发展。有专家学者归纳出了审美教育的“十大指标”①培养感性能力；②培养构成意识；③培养想象力；④培养创造欲；⑤培养珍惜美好事物的情操；⑥培养直观洞察力；⑦培养对个性的尊重；⑧培养认同意识；⑨培养正确无害地释放和净化内心强烈情绪的能力；⑩培养超越精神。

医学审美教育是培养医学生的审美能力。人们在审美活动中，能否得到审美体验和审美享受，以及审美体验和享受的多少，与审美能力有直接关系。医学审美能力是医务人员在医疗卫生实践中审美能力的体现，主要表现为医学审美感受力、医学审美鉴赏力和医学审美创造力 3 种能力。

医学生美育，包括普通美育和专业美育（即“医学美育”），即一般大学生的美育和针对医学生的医学美育。1986－2000 年前后，我国原北京医科大学、原华西医科大学、大连医科大学等 20 余所医学院校相继开设了《医学美学》课程，取得了较好的效果。随着国家教育方针的贯彻执行和综合性大学人文素质教育教学计划的实施，《医学美学》以其独特魅力，在设有医学院的综合性大学受到普遍欢迎，非医学专业学生也对该门课程情有独钟，例如，合并了湖南医科大学的中南大学将《医学美学》作为“人文素质教育选修课系列”课程之一列入了教学计划，选课的医药专业学生和非医药专业学生都十分足踊跃。不过，总体情况并不理想，呈现出两极分化的态势，部分学校特别是设有美容医学专业的学校《医学美学》课程不断升温，而大部分学校《医学美学》课程则不断沉寂，医学美育或专业美育正在不断淡化，这显然不利于医学生人文素质特别是审美素质的整体改善和提高。

二、医学审美教育的内涵与功能

（一）医学审美教育的内涵

医学审美教育，又称为“医学美感教育”，简称“医学美育”。医学审美教育属于情感教育，其培养和提高人们对现实世界和医学领域的审美感受能力、鉴别能力、欣赏能力和创造能力，帮助人们树立崇高的审美理想、正确的审美观念和健康的审美情趣，使人们热爱真、善、美，追求文明、高尚、积极的生活，做到身心健美。

医学审美教育的内涵，是在现代医学模式的指导下，培养既具有医学技术知识，又具有医学人文知识的通才，以满足人类对健康不断发展的需求，归根到底是要培养满足时代发展需要的医疗事业的接班人。因此，它必须反对、抵制、摒弃不适合医学实践和人自身健康要求的思想观念和思维模式，用积极的、进步的、真正美的东西来熏陶和塑造人们的灵魂，帮助人们树立理想和健康的审美观念，以促进医学人才素质的全面发展。

与普通审美教育一样，医学审美教育也是通过审美手段，促进人类自身发展和提高的一种特殊的教育活动。遥远人类文明的初始期，原始艺术、原始巫术已包含了医学审美教育的因素，如人体文化习俗、相命习俗等。

（二）医学审美教育的功能

中外首部《医学美学》中指出：“医学美育的重要功能之一，是要帮助医务人员正确认识美之所在，建立正确的审美观。”

1. *医学审美教育具有陶养性情的功能*　德国诗人和美学家席勒认为，美育能够“培养我们感性和精神力量的整体以达到尽可能的和谐”。蔡元培先生也曾讲过，“美育者，应用美学之理论于教育，以陶养感情为目的者也”。医学教育离不开感情，要想使医学教育得到良好的效果，在教育者和被教育者之间就必须以感情为桥梁和纽带。医学审美教育的特点不仅是以理服人，更重要的是以情感人，以情动人。加强医学审美教育，有利于医学生的个性和谐发展，塑造健全的人格，有助于帮助医学生形成健康、丰富的情感世界。

2. *医学审美教育具有益智功能*　人的思维包括逻辑思维（科学思维）和形象思维（艺术思维），两者之间密不可分，忽视任何一者，都是不全面、不健全的思维，会制约一个人综合素质的提高，医学审美教育则有助于医学生全面思维的发展。医学审美的感情体验，形象思维的补充，医学审美的愉悦，使医学生的抽象思维得到了暂时休息，使思维更加活跃，进一步提高了思维品质。回顾中外历史上那些著名的医学科学家，很多人都酷爱艺术，具有形象思维，如孙中山、鲁迅、郭沫若，他们都是学医出身，但最终在政治、文学、艺术等方面做出了卓越的贡献。恩格斯在评价巴尔扎克的《人间喜剧》这部卓越的现实主义作品时说：“对于1816－1848年法国的历史，甚至在经济的细节上所学到的东西也比当时所有专门历史学家、经济学家和统计学家那里学到的全部东西还要多。”

医学生处于人生创造性思维和智能结构发展的最佳时期，医学美育教育对开发智力、培养创造力具有十分重要的意义。审美的过程具有形象思维的特点，它需要想象力和创造力，这是审美思维过程最基本的品质。形象思维可以突破某些条件的约束，是对思维的解放。爱因斯坦曾经说过："想象力比知识更重要，因为知识是有限的，而想象力概括着世界上的一切，推动着进步，并且是知识进化的源泉。"黑格尔曾把审美活动"看作一种灵魂的解放，摆脱一切压抑和限制的过程"，并精辟地提出"审美带有令人解放的性质"的著名命题。医学审美感受力的培养有助于医学生创造力的敏锐性和细致化；医学审美注意力的塑造有利于医学生科学创造的定向性品质的培养；医学审美知觉力的训练有助干医学生对信息的选择和加工；医学审美想象力的培养能激发医学生科学创造的灵感和超越、探索的精神；医学审美理解力的完善，能形成医学生的创造性思维。

3. *医学审美教育具有伦理储备功能*　鲁迅曾经说过："美术之目的，虽与道德不尽符，然其力足以渊邃人之性情，崇高人之好尚，亦可辅道德以为治。"蔡元培也讲过："美育者，与智育相辅而行，以图德育之完成者也。"这些都说明了在审美教育中包含了德育教育。此外，德国著名哲学家康德认为，"美是道德的象征"。"现代审美教育之父"席勒在《审美教育书简》中指出："道德状态只能从审美状态中发展而来。"我国杰出的教育家蔡元培认为，美育可以"陶养人之感情，使有高尚纯洁之习惯，而使人我之见，利己损人之思念，以渐消沮者也"。可见，美育包含审美理想和人生态度的教育，美育的实践过程更偏重于培养高度的道德自觉性，使他律转化为自律。

在医学生的个人成长中，德育的培养是至关重要的。当前，德育教育大多通过思想品德教育课来完成，而这种灌输性的学习并不利于学生德育的发展。医学审美教育是一种带着深切情感体验的艺术活动，极大地优化了医学生的感情结构，通过学生主动地学习，愉快地接受道德教育，不断提高学习兴趣，培养爱好，分辨善与恶、美与丑，净化心灵，感悟人生，树立正确的医学审美观念，培养医学生高度的道德自觉性，激发对医学美的爱好与追求，塑造健全的人格和健康的个性，提高医学审美能力，使他们能够在这种潜移默化的学习中得到教益，促使其全面和谐的发展，以达到提高思想品德、科学文化和身心等全面素质的目的，这是对医学生进行道德教育的最佳途径。

4. *医学审美教育具有体魄培育功能*　医学审美教育直接关系到医学生的身体自由均衡地发展，关系到医学生们的体态、动作、行为、举止的自由和谐，而审美化了的体质和体态，是最富有生命活力的，也是最为健康的。现代心理学和生理学研究表明，心情愉快，精神愉悦，有助于身心健康，强健体魄。席勒在《审美教育书简》中精辟地阐述："美是自由的象征。""有促进健康的教育，有促进认识的教育，有促进道德的教育，还有促进鉴赏力和美的教育。这最后一种教育的目的在于培养我们的感性和精神力量的整体，以达到尽可能的和谐。"医学审美教育引导医学生进入医学审美的经验状态，从而享受到情感愉悦，或者引导医学生参与医学审美实践活动，使医学生感受到活动的自由自在。这有助于医学生形成一种自足自乐的人格和心灵境界，同时锻炼医学生自由活动的能力。体质教育本来就是一种感性活动的教育，没有感性形式的教育，也就没有体质教育，如身体姿势、动作速度、力度调整等必然要符合整齐、均衡、对称、和谐等形式美的法则，这就涉及医学审美教育的范畴，显然这是有助于健康的。

5. *医学审美教育具有美技锻炼功能*　医学审美来源于美容医疗实践，美容医疗实践是医学审美的基础和前提，医学审美教育可以提高美容医疗技术。医学美育可以促进美容医学临床技术操作水平的提高。《临床技术操作规范·美容医学分册》中阐述道："美容医学临床技术操作是以医学美学和美容心理学为指导，运用药物、手术、医疗器械及其他具有创伤性或侵入性的医学手段和方法，对人的容貌及各部位的形态加以修复和再塑，以达到维护人体健美为目的的一类医学技术。"21世纪美容专科医师的专业基础知识和基本技能主要有"三大技能"，即临床操作技能、医学审美技能、美容医学心理诊断与辅导技能。现代国际著名整形外科大师米拉德教授曾说："美容外科是整形外科高度发展的尖端学科。这个学科的医生必须具备3个条件，一是坚实的整形外科基础，二是精湛的整形外科技巧，三是一定的美学知识素养，三者缺一不可。"《美容医学伦理宣言》也指出："以科学性、艺术性、道德性相统一为美容医学的基本原则；以健与美的高度和谐与统一为美容医学的终极目的。""在美容医疗技术操作过程中，力求创伤最小，审美效果最佳。"可见，医学审美教育是美容医学的重要专业技能之一。

我们相信，以追求崇高、张扬个性、激励创新为己任的医学审美教育，必将彻底改变美容医学专业的医学教学模式和医学教育理念，促进美容医学人才的快速成长和全面发展。作为一种个性教育和发展教育，其宗旨不在于传授谋生的本领，而在于帮助人们探索和寻找一条发展之路、成功之路，使人在精神的自我建构上，发展个性，完善人格。医学审美教育有着其他教育无法替代的意义和价值。

三、医学审美教育的意义

对医学生的审美教育，是在现代医学模式的指导下，培养既具有医学技术知识又具有医学人文知识的通才，以适应人类对健康的不断需求，归根结底是要培养满足时代发展需要的医疗事业的接班人。用积极的、进步的、真正美的东西来熏陶和塑造人们的灵魂，帮助人们树立理想和健康的审美观念，促进医学人才素质的全面发展，医学审美教育具有重要的作用和意义。

(一)医学审美教育促进医学生形成正确的审美观

正确而健康的审美观是医学审美的基础，它必须通过医护人员的感官对医疗服务对象产生审美感受，这种感受是审美的起点。审美感受是通过医护人员的审美鉴赏能力，对审美对象的声、光、色、形等个别属性的把握，进行综合分析，并联想以往的审美意识，形成较完美的审美形象。医学生的审美教育应该注意培养这种能力。

1. *在医疗实践中树立创造美的观点* 任何美的事物都直接或间接地与实践相联系，体现着人类的本质力量和有意识、有目的的自由创造活动。因此，判断任何事物的美与丑，关键是看其中是否包含着实践，是否显示人的智慧、才华和创造性，是否体现了人的本质力量。医护工作具有很强的实践性，通过对患者实施疾病诊断、疾病治疗、疾病护理、疾病恢复等过程，维护患者身心的最佳状态，充分体现了通过医疗实践创造的人体和谐美。

2. *树立应用美学理论指导医疗实践的观点* 应用美学理论指导医疗实践，使医护人员在明确什么是美与丑、善与恶概念的同时，塑造出崇高的敬业精神、渊博的知识内涵、优美的动作姿势、敏锐的观察能力及和蔼可亲的处事态度等医护人员的形象。

3. *树立美在医学实践中不断升华的观点* 审美观随着社会的发展而变化，人们不应墨守成规，沿袭旧时、过时的审美观。要与时俱进，树立健康的、积极的审美观。

(二)医学审美教育促进医学生医学美综合能力的提高

1. *训练对医学美的感受能力* 对医学美的感受能力，决定着是否能对医疗过程中行为美的属性产生直接而迅速的反应，健全的视听器官是感受美的物质基础。医护人员在进行临床诊断、检查、手术及其他各项操作时，应动作熟练、轻柔、协调、和谐，给人以舒展的节奏感和动态的美感，并从中感受到和谐美和动态美的存在。

2. *提高对医学美尤其是医学人体美的认识能力*　认识能力较感觉能力高一层次，它不但需要有健全的感觉器官，而且还需要有丰富的比较、联想、思维、想象等能力。没有善于比较的能力，就不可能有对医学美或医学人体美属性的种种细微区分和对美丑的正确辨识能力；同样没有丰富的想象、思维能力，就不可能发现医学美和医学人体美内容的丰富多彩。医学生审美认识能力的发展不仅需要医学知识和美学知识，还需要临床实践中的不断发现，不断积累、不断提高。

3. *培养医学生对医学美的情绪体验*　医护人员美好的行为和医疗过程，能引起人的情感变化，激起良好意识的产生，因而医学生审美的主要特点在于对医学美的情绪体验。医学美的情绪体验主要表现为对医学事业的高度责任感及对患者的深厚感情，这也是一个医护人员必备的思想基础。有了这一思想基础，在日常的医疗实践中就能尊重患者的意志，待患者如亲人，从而产生对患者康复后的快乐与抢救成功喜悦心情的情绪体验。

（三）医学审美教育促进医学生美的鉴赏能力的提高

培养医护人员对美的鉴赏能力是医学生审美教育的一项重要任务，医学美的鉴赏能力是对医疗过程及行为的美与丑的区别，以及局部的把握能力，医学美的欣赏能力是对医学美的形式、内容及社会意义的整体把握和审美评价能力。这种能力可使人们透过医学美的外在形式去领悟其中的内涵，达到高层次的审美境界。例如，对医师品德、风度、技术的欣赏，不应仅停留在浅表的感性形式上，而要透过它们去欣赏医务工作者精湛的医术、渊博的学识、高尚的情操、文明的风度，从而进一步理解医学事业救死扶伤的高尚意义。因此，提高医护人员的文化知识水平和美学修养是培养医学美鉴赏能力的必经途径。

（四）医学审美教育激发医学生的创造能力

人们认识世界是为了改造世界，人们感受、鉴赏美是为了创造美。对美的创造能力是指在感受、鉴赏的基础上，进一步通过自己的实践活动，按照美的规律创造美的事物的能力。因此，培养医学生审美的根本任务是使医护人员掌握创造美的规律，发挥创造美的才能，并自觉地把这种才能运用到临床医疗实践中去。马克思说："社会的进步就是人类对美的追求的结晶。"所以，培养人们对美的创造能力将直接影响到人类社会精神文明进步的进程。因此，在感受美、鉴赏美的基础上，培养医护人员按照美的规律去创造美的能力是一项光荣而艰巨的任务。

第二节　医学审美教育的内容及任务

医学审美教育是医学审美和教育的融合，是指在一定的医学美学思想和理论的指导下，以美的事物为材料和工具，通过各种形式的审美活动来激发和美化医务人员的情感体验，提高他们在医疗实践中感受美、鉴定美和创造美的能力的过程，达到全面发展的教育目的。通过医学审美教育，可以使医学工作者在掌握美学和医学美学基本理论的基础上，树立正确的审美观，培养其对美和医学美的感知力、鉴赏力和创造力。

一、医学审美教育的主要内容

(一)建立正确的医学审美观

人们对世界真、善、美3个方面的认识,分别构成了真理观、伦理观和审美观,其中审美观是核心。审美观又是世界观、人生观的重要组成部分。所谓审美观,是指人们在社会实践活动中,特别是审美实践活动中所形成的关于美、审美、美感、美的创造等问题的基本观点,是从审美角度对客观事物进行判断和评价的审美观念的系统化。审美观来源于审美实践和审美创造,一旦形成又反过来对人们的审美实践和审美创造起着指导和制约作用,直接规定着审美的方向。

审美观主要包括审美理想、审美情趣、审美标准、审美评价等方面,其中最重要的是审美标准,即人们在审美活动中衡量和评价客观对象美丑及其审美价值高低的尺度和原则。人们对具体事物的审美观念、审美情趣、审美理想等各种审美表现都贯穿着审美标准,一旦审美标准不恰当,其他一切审美体验和审美活动就可能出现相应的偏差。因此,要建立正确的审美观,关键在于形成正确的审美标准。

美容整形是以人体审美理论为指导,用外科手术技艺将形式美的法则应用于人体,来维护、修复和再塑人体美,医治容貌与形体的缺陷,从而达到改善与提高容貌美与形体美,以增强人的生命活力、美感和提高生命质量的一门学科。这就要求美容整形外科医师必须有美学的素养,有正确的审美观。

只有树立了正确的审美观,人们才可能确立科学客观的审美标准,树立崇高的审美理想,养成健康的审美情趣,自觉按照“美的规律”去改造主观世界和客观世界,否则就会美丑不分,甚至以丑为美。正确的审美观不是自然形成的,而是要通过接受审美教育,学习美学理论知识而获得的。

(二)提高医学审美能力

审美能力是指人们在审美实践中发现、感受、欣赏、判断、评价美的能力,主要包括审美感受力、审美鉴赏力和审美创造力。人们在审美活动中,能否得到审美体验和审美享受,以及审美体验和享受的多少、深浅,主要取决于审美观,但与审美能力有着直接关系。审美能力的提高,也对培养正确的审美观起着积极的推动作用。医学审美能力是医务人员的审美能力在医疗卫生实践中的体现,主要表现为医学审美感受力、医学审美鉴赏力和医学审美创造力3种审美能力。

1. *医学审美感受力*　所谓审美感受力是指人们借助感官(主要指视觉和听觉)对审美对象的认识和把握。感受美是鉴定美和创造美的前提和基础。审美感受力不是天生的,而是人类在长期的社会实践中形成和发展起来的。只有先获得审美感受,准确地把握了审美对象的感性属性,如颜色、声音、线条、形状等,才能进一步获得美感。如果缺少对美的敏锐的感受力,就不可能获得丰富多彩的审美感受。试想,读诗不能感受到音节韵律的美,听音乐不能感受到旋律节奏的美,欣赏自然风光不能感受到形、声、色、光、影的美,这样岂不是“身在美中不知美”吗?

2. *医学审美鉴赏力*　审美能力的强弱最终要通过审美鉴赏力体现出来。审美鉴赏力是指对事物的审美价值鉴别、欣赏和评价的能力。一般包含两个方面,一是区分事物美丑的能力,二是识别事物的审美特征、范畴、程度、类型的能力。在现实生活中,如果对客观事物不能加以正确鉴别，就会导致美丑不分，甚至以丑为美，以美为丑，步入审美的误区。而世界上的事物的复杂性，美丑也常常混杂难分，辨别显得十分困难。在医学审美教育过程中，应树立高标准的审美规范，并通过不断的实践提高医学审美鉴赏力。

3. 医学审美创造力　审美创造力是指人们在审美实践的基础上，自觉地按照美的规律去创造具有审美价值事物的能力。人与世间万事万物的根本区别就在于人具有审美创造能力，正是这种能力，使得人类的主观世界和客观世界不断变化，充满生机和活力，变得无限美好和可爱。在某种意义上可说，社会的进步史就是人类追求美、创造美的历史。医学审美创造力是指医学工作者在医疗实践活动中按照医学美的规律创造医学人体美等各种形态美的能力。医学审美教育不仅要培养医务人员和医学生发现美、热爱美、鉴赏美的能力，还要激发人们追求美、创造美的能力。通过各种有效的形式和手段，提高医务人员的审美创造力，尤其是对医疗环境美、医学社会美（如高超的医疗技术、高尚的医德、优质的服务、科学的管理等）、医学技术美（如医疗、护理、检测技术）的创造能力，构建治病、防病的最佳服务措施，促进社会群体健康水平的提高。应该说，医学审美创造是医学审美活动的最高成果，也是医学美的归宿和医学审美教育的最终目的。

培养医学审美的创造力要注意以下 3 个方面：一是培养医学审美理想，医学审美理想在创造医学美的活动中起着指导作用，它决定着医学美的创造目标，激发创造动力；二是要提高创造医学美的心理素质，医学美的创造需要医学审美感知、理性，更需要医学审美情感和想象；三是要发挥个性特点，创造出新意，人人都发挥出自己的特点，自由地追求医学美，这样创造出的医学世界才能是全面的、和谐的，当然，在创造世界美的同时，也创造了自己本身的美和完善。

（三）塑造医学生完美人格

完美的人格能使人得到全面、自由、和谐的发展。医学审美教育作为教育手段能净化人的灵魂，培养医学生高尚的道德情操，提高医学生的精神境界，促使医学生形成完美的人格，以美启真，以美储善。通过医学审美教育，有助于提高医学生个体的情感水平，开发人的智力、技能，有效地建立医务人员、自然环境、患者三者间的和谐关系，让医学生在医疗实践工作中领略到人生的意义、情趣及职业的神圣，自觉地根据患者及美容就医者的需要来规范言行、发展个性，从而在思想、品德、智力、心理、生理、意志、思维等方面得到全面而自由的发展，塑造完美的人格形象。

席勒说："把感性的人变成理性的人，唯一的途径是先使人成为审美的人。"席勒把人分成感性和理性两部分，他认为在古希腊时期，人在物质与精神、感性与理性上是和谐统一的，是完整的人，是自由的人。到了近代，由于科学技术的严密分工和国家机器造成的各个等级之间的严格差别，使本来和谐统一的人分裂开来，使得人产生了两种相反的要求，即"感性冲动"和"理性冲动"。感性冲动是指人的欲求，这种欲求受到自然条件的限制，如人需要饮食才能维持生存；而理性冲动要受到来自道德方面的限制。他认为在这两种冲动中人都没有自由，是双重奴隶。如何才能回到理想中的完整的人呢？他认为，通过审美的自由活动，人类就可以从受自然力量支配的"感性的人"，变为发挥自己意志主动精神的"理性的人"，从而得到全面而自由的发展，塑造完美人格。

二、医学审美教育的目标任务

医学审美教育的目的是使医学生在掌握美学和医学美学基本理论的基础上，树立正确的审美观，培养他们对美和医学美的感受力、鉴赏力和创造力。主要目标任务包括以下4个方面。

（一）树立正确的审美观和形成科学的审美标准

审美观与审美标准是密切相关的，树立审美观的过程，同时也是形成一定的审美标准的过程。审美标准具有一般性和特殊性。美是客观存在的，任何审美标准都可以在社会实践和审美实践中得到检验、修正和发展，这是审美标准的一般性，然而不同的时代、民族、阶级、个人有千差万别的审美情趣，正误高低的审美标准，呈现具有鲜明个性特征的审美爱好，审美标准又具有特殊性。审美观是审美意识的集中表现，是人们从审美角度对事物正确与错误、高尚与低贱、先进与落后、美与丑的一种基本评价定向，具有时代性、民族性和个体性。为什么同样一种事物或现象，在有些人看来是美的，而在另一些人看来却是丑的呢？关键在于他们审美观的差异。只有树立了正确的审美观，人们才能养成健康的审美情趣，树立崇高的审美理想，自觉按照“美的规律”去改造主观世界和客观世界，否则就会美丑不分，甚至以丑为美。

通过医学审美教育，能够使医学生树立正确的审美观，形成科学的审美标准。医学审美教育首先要帮助医学生树立马克思主义的审美观，在医疗实践活动中体现医务人员高尚的审美形象，将治病救人的医疗活动提高到审美层次和审美意境，这对医学生来说是非常重要的。

（二）提高医学审美素质

审美素质是指人所具备的审美经验、审美情趣、审美能力、审美理想等各种因素的总和。审美素质既体现出对美的接受和欣赏的能力，又可转化为对审美文化的鉴别能力和创造能力。可以说，审美素质是一个人受自己审美观及审美能力的影响，对客观事物做出美与丑、优与劣、悲与喜等美感价值的判断与创造，经过审美经验的不断积累和归纳，形成的观念形态及能力特征。自古以来，审美素质一直都被看作是能够提高生活品位的一种极为高尚的精神品质，美是人们渴求、追随和崇拜的对象。

审美素质是一名医学生全面发展的重要组成部分。一名优秀的医务工作者不仅需要拥有渊博的专业知识、精湛的医疗技艺和良好的医德医风，还应有较高的审美修养。特别是现代医学模式由生物模式向生物-心理-社会医学模式转变的时期，医学审美的地位和作用显得尤其突出。医务人员只有加强自身的审美素质，才能顺应时代潮流，满足现代人对防病治病、抗衰健美的高层次需要，满足未来医学飞速发展的需要。

要不断提高医学生的医学审美素质。一个人的审美素质，是其思想意识、道德情操、价值观念复合的集中体现。高尚健全的审美素质，关系到一个人的健康成长。“如果你想得到艺术的享受，那你就必须是一个有艺术修养的人”。医学审美意识的重建需要医学审美主体具备一定的医学审美文化修养。掌握基本的医学美学理论知识，对于提高医学审美修养是十分必要的。要充分利用医学美育资源，不断开阔医学审美视野，把医学审美教育延伸到校外，扩大到整个社会，通过参观美术馆、音乐厅、博物馆，观赏自然风光、名胜古迹、历史文物、人文景观等途径，培养和提高感受医学美、鉴赏医学美的能力。同时，通过观看戏剧、芭蕾舞，收听交响乐等高雅艺术，了解国内外优秀的艺术成果，抓住并感受身边的美。当代医学生只有具备高尚健全的审美素质，今后才能成长为全面发展的、完美的、对社会有用的人。

（三）培养高尚的医学美德

医院是医务工作者保障人民群众身心健康的主要场所，医务人员的形象直接关系到患者的健康、医院的社会效益和经济效益，只有提高医务人员的服务意识，树立“以患者为中心”的观念，加强他们对医疗卫生事业中道德行为规范的认识，加强职业道德修养，才能使医德观念和医学审美情感有机融合，将美的知识和美的人格在医学审美实践中得到升华，才能使患者在愉悦的氛围中接受优质、高效的医疗服务，增强战胜疾病的信心，早日康复。“不为良相，甘为良医”，历代医家都认为，道德高尚是医师角色的重要特征，只有品德高尚的人才能做医师。重视人的生命是医学界的美德。中国最早的医学典籍《黄帝内经》中指出：“天覆地载，万物悉备，莫贵于人。”唐代名医孙思邈在《备急千金要方》中说道：“人命至重，有贵千金，一方济之，德逾于此。”张仲景鄙视“竞逐荣势，企踵权豪，孜孜汲汲，唯名利是务”的庸俗之辈，“感往昔之沦丧，伤横夭之莫救”。龚廷贤在《万病回春》中告诫后世医家：“凡病家延医，乃寄之以生死，理当敬重，慎勿轻藐，贫富不在论财，自尽其诚，稍亵之则非重命耳。”

良好的医德医风是医务人员医务实践之灵魂，每名医学生必须认真学习医务人员医德规范，不断加强职业道德建设，使先贤伦理学思想得以继承发扬，提高医疗队伍的整体素质和水平，为人类健康事业做出更大的贡献。

(四)建立和谐的医患关系

医务人员与患者及其家属的关系，是在一定的医疗实践活动过程中建立起来的一种特殊的人际关系，既有一般人际关系的共性，又有医患关系的个性。长期以来，医患双方相互依存、相互作用、相互影响，共同处于医疗活动的统一体中。医患关系的早期模式是患者对医师专业权威的依赖，20世纪后期，医患关系向着双方共同承担责任的方向发展。在医疗活动中，医患关系由技术性关系和非技术性关系两大部分组成，技术性医患关系有3种基本的模式：①主动-被动型，医师完全主动，患者完全被动，医师的权威不受任何怀疑，患者不会提出任何异议；②引导-合作型，医师和患者都具有主动性，医师的意见受到尊重，但患者可有疑问和寻求解释；③共同参与型，医师与患者的主动性等同，共同参与医疗活动的决定与实施。

在疾病的诊断、治疗等各个环节中，不同年龄、性别、经济状况、社会地位、文化修养、行为习惯的患者，与不同年龄、性格、性别、职称、资历的医务人员交往，双方均以不同的语言、举止、仪表，传递着双方不同的审美意识、审美情感和审美体验，而只有那些有较高审美修养的医务人员，才能做到尊重患者的人格和权利，不论其性别、贫富、地位、职业和美丑，均一视同仁，使患者对医师产生尊重感和信任感，减轻患者心理的不利因素，给患者以信心、勇气和希望，形成和谐的医患关系，促进医患关系的良性发展。

第三节 医学审美教育的实施

医学审美教育的目的是使医学生在掌握美学和医学美学基本理论的基础上，树立正确的审美观，培养他们对美和医学美的感受力、鉴赏力和创造力。只有在明确这个目的前提下，才能有效地实施医学审美教育。

一、个体的审美发展与审美教育实施

(一)个体审美的发展具有阶段性

心理学研究表明，个体身心发展在不同的年龄阶段呈现出不同的特点。个体在审美发展的不同阶段，所要达到的审美目标、所要选择的教学内容、所要实施的教学方法和手段是不同的，审美教育要遵循美育的阶段性原则。例如，对于2—4岁的儿童，其绘画能力的发展处于涂

鸦阶段，对绘画、童话故事充满了喜爱与喜欢，而到了青春期，则表现为对内心情感的艺术作品的热衷程度降低，这都是在一定年龄阶段出现的。那么，对学龄前儿童审美评价是感性的，而对处于中学生、医学生的审美评价却重在理性的、科学的价值上。

(二)医学审美教育是职业审美教育的重要组成部分

《临床技术操作规范・美容医学分册》中明确规定："在美容医学临床技术操作中，医学审美不仅仅是一种指导原则，还必须成为一种医疗操作技能，并贯穿于其实践的全过程。"美容医学专业人员既是美容医学活动中的主体，又是审美的客体，他们除需要有医学专业工作者所必需的基本素养外，还应从外表至内心给社会、人群，特别是求美者以更直接的美感。

作为现代美容医师，必须具有医学审美的意识和能力，否则就不是合格的美容医师。应能正确地评价美、人体美、医学人体美，能根据自身的年龄、性格展示出或雅静端庄美或青春活泼美，使自己成为人们心目中美的使者。要学习表情美、形体美、化妆服饰美，还要学习美学理论，欣赏艺术，并在艺术实践中努力提高自己的美学修养。只有自身具备审美知识、审美能力，才能感染爱美者，使爱美者树立信心，产生信任，帮助他们建立正确的审美标准。医学审美在医疗美容实践中，具有非常重要的作用。

众所周知，医疗美容技术实施的目的是维护、修复、塑造和强化人体美，在美容技术实施的过程中，必须以医学审美作为依据、原则和评价尺度。第一，医学审美是美容手术设计的依据。一个优秀的美容技术处理方案，应该是一个以美容医学理论为基础，充分考虑美容对象美容问题和心理与角色特征，技术成熟的、完美的处理方案。在技术设计中必须体现形式美的基本法则、人体美的基本要求、美容技艺美等审美因素。第二，医学审美是美容技术实施的指导性原则。美容医师追求的人体美是高层次的人体美，既要实现人体的结构美、功能美，更要实现人体的形态美和韵律美。与一般临床医师不同的是，美容医师对人体审美和对技艺审美的意识较强，更讲究技艺的准确性、把握性和细腻性。美容医师在严格的功能美的基础上创造人体形体美与韵律美，在审慎施行技术过程中体现技艺美，一刀、一笔、一点都决定着人的丑和美。第三，医学审美是美容技术实施效果的评价尺度。

二、医学审美教育实施的基本原则

审美教育的实施原则有协调性、场效应、诱导性、阶段性等。实施医学审美教育的过程，是教师根据医学美育目标和审美能力的发展规律，有目的地指导学生通过审美活动，形成审美观，发展审美能力的过程。在实施过程中，应遵循以下基本要求。

1. 医学美育内容思想性和艺术性相统一　医学美育的内容是健康的、积极的，医学形象是生动的、鲜明的，具有感染力、说服力，有较高的审美价值。

2. 情绪体验和逻辑思维相结合　审美活动是情感与思维相交织的活动过程，要充分发挥医学美育以美感人、以情动人的作用，重视学生的情绪体验，在掌握审美知识的基础上，借助逻辑思维，对审美对象充分感受和理解。

3. 医学美内容和创造方法相统一　医学美内容通过一定的创造方法来表现，一定的创造方法为内容来服务，需要把二者统一起来。在医疗美容过程中，只有很好地理解了人体美内容，又掌握了人体美塑造方法，才能表现出人体美的价值。

4. 内在美与外在美相统一　内在美是人的理想、道德、情操、知识等主观世界的美，外在美是人的相貌、体态、服饰、行为举止的美。人的外在美受内在美的制约，内在美通过外在美得以表现。医学美育按美的规律育人，将内在美与外在美相统一。

三、医学审美教育的实施途径与方法

（一）医学审美教育的实施途径

审美教育的实施途径中，最主要的有家庭美育、学校美育和社会美育3种途径。医学美育与美育是个别与一般、个性与共性的关系。医学审美教育不外乎也要通过这3个途径才能实现。

1. *家庭美育*　家庭美育是指家庭成员在一定美学理论的指导下，以主客观世界一切美的因素作为教育内容和手段，对子女和其他家庭成员进行审美教育，以树立正确的审美理想，培养审美能力，塑造完美人格，促进人的全面和自由发展为目的的教育活动，其核心是父母对未成年子女的审美教育。家庭是美育的起点，家庭对一个人的审美素质的形成影响甚大，父母应当在饮食起居、室内布置和装饰、衣着打扮、言谈举止、待人接物、生活习惯和生活方式等各个方面，尽可能注意符合美的要求，自觉培养孩子的审美能力和情趣。家庭美育的方法和途径是灵活多样的，不同的家庭应根据具体条件和孩子的个体情况，选择和创造行之有效的美育措施，才能真正搞好家庭美育，培养出全面发展的人。

2. *学校美育*　学校是实施美育最重要的场所。要切实做好审美教育，首先要统一思想，提高认识，加强领导，齐抓共管，把审美教育作为深入开展人文教育的基础，将其渗透到校园的文化建设中，营造具有美学气息的校园人文精神氛围，寓美育于学校教育的各环节之中，拓宽美育的实施途径。通过开设医学美学课和美学知识讲座、论坛，可以帮助学生树立正确的美学观念，同时也可通过组织审美活动，培养学生欣赏美和创造美的能力。同时，加强美育的师资、设备、设施建设，为美育教育做好保障。

3. *社会美育*　社会美育主要通过建立专门的医学美育机构和设施来进行。如电视台、广播电台、影剧院、博物馆、文化馆、音乐厅、植物园、动物园及各种自然景观和人文景观等，这些机构和设施在审美教育中都起着重要的作用。蔡元培先生很早就提出以美育代宗教的观点，这足以证明美育是文明社会不可或缺的一个教育内容。政府部门、文化部门、教育行政管理部门、各群众性团体、各种场馆及新闻媒体都应对美育予以高度重视，一要加强对美育的研究与宣传，加强“独立的美育”，二要培养高素质的美育人才，三要加强普及全社会群众性美育活动，四要强化各职能部门高度重视对环境的美化。

（二）医学审美教育的实施方法

1996年6月，全国第三次教育工作会议把“美育”正式列为国家教育方针，党的“十六大”对此进行了发展和完善，并提出：“坚持教育为社会主义现代化建设服务，为人民服务，与生产劳动和社会实践相结合，培养德智体美全面发展的社会主义建设者和接班人。”美育在高等院校大学生素质教育中具有重大战略意义和深远的历史意义。要使审美教育有效的实施，需建立完善的医学美育管理机制，树立医学审美教育的理念，将美育作为促进受教育者德、智、体、美和谐发展的一个重要手段，同时，还应将美育看作是实现整体素质教育的重要目标之一，注重培养受教育者审美、创造美的能力，提高审美情趣，塑造全面发展的完美个性。对于医学审美教育具体的实施方法，主要包括以下5个方面。

1. *全面了解医学生内心的审美需求*　教学之初，应通过调查，了解医学生内心的审美需求，并以此为依据，针对不同的医学审美倾向，提供不同的素材，进行医学审美教育，从而最大限度地调动学生医学审美的主动性，以取得良好医学审美效果。医学审美是一种无尽地向生命开拓，以活泼的直觉，指向人类的医学审美理想，并从中获得情感的体验。这就需要建立一个健全、立体的情感框架，以健康、全面、流畅、平衡的情感方式和三维多样的情感空间，与创造对象建立起平衡、协调、和谐的关系。假如医学生情感在美的情感中熏陶、升华，那么美好的情感便会变得稳定和持久，随着移情，必然促使医学生建立起情感框架，逐步完成由单一到丰富、由弱到强、由薄变厚、由消极到积极的情感拓展过程。

2. *加强医学美育师资、设备、设施建设* 建设高校医学审美教育的关键，是打造一支热爱医学美育事业、拥有丰富的美学和艺术专业知识技能、具有较高的文化素质、具备课外辅导的实践能力和医学美育科研能力梯队的专职教师，以保证教学质量，提高工作水平。需建设名人塑像、人体雕塑等一定的文化艺术设施，并积极开展艺术熏陶和医学审美教育活动。

3. *优化医学教育课程结构* 可考虑开设以选修课为主的医学审美课程，是实施医学审美创造美育的最基本途径。我国目前医学院校可开展的医学审美选修课程有3类：第一类是普通美育课程，如美学原理、艺术原理等，这类课程可帮助医学生掌握正确的审美观及系统的美学理论知识，提高医学生审美鉴赏力，为医学审美创造能力的提高打下坚实的理论基础；第二类是医学与美学交叉课程，可称为医学美学类课程，如医学美学概论、美容医学基础等，这些课程系统地阐明了医学中蕴含的美学思想，具有较强的针对性，可使学生了解医学美学各学科的性质、对象、任务、机制、基本技巧、思维方法等，使学生从思想上、理论土提高医学审美创造的自觉性；第三类是蕴含审美因素的课程，如数学、生理学、解剖学、伦理学等，都包含有美的因素，可直接或间接地成为美育的途径和方法。在设置课程时可以此为参照开设相关美学课程。

4. *组织第二课堂审美活动* 除了课堂教学外，医学美学教育工作者还可以有目的、有计划、有针对性地组织学生参加各种形式的课余审美活动，将理论教育与美的形象教育结合起来，使课堂内审美课程得到延伸和补充。课堂外审美活动内容大体上可分为四大类：第一类是自然美育活动。通过对自然的审美去激发学生创造潜能，优化学生的本质力量；第二类是社会美育活动，通过组织学生参加各种社会审美实践，使学生在思想、政治、道德、文化、情感等方面与人们保持良性沟通往来，并从中体验到一种精神喜悦；第三类是艺术美育活动，通过艺术的陶冶及艺术美的创造，培养艺术感知力；第四类是科学美育活动，对于医学生来说，审美创造对象既要符合医学科学规律，又要符合美学规律，因此科学美教育也是创美教育重要的内容。

5. *参与医学审美创造实践* 学校与医院联手，拓宽教学途径，引导医学生直接或间接参与医学审美创造实践，使医学生掌握医学科学、美学知识，并具备将美的形象教育与医学客观实际结合起来的综合性知识和技能，也是医学创美教育的重要手段。这类创美教育实践性较强，可分为三类：第一类是医疗环境创美实践美育，医学生在医院有关部门的指导下，通过一系列医院环境美的创造实践活动，提高对医学环境审美认识，增强医学审美创造的愉悦感，激发创造激情；第二类是医疗技术创美实践教育，如见习或配合外科医师整形手术，医学生可从完美的手术方案的设计、精湛手术的操作实施及手术完美的成功中，体会医学审美创造所带来的巨大喜悦，为医学审美创造力打下基础；第三类是医学公共关系创美实践美育，增强人与人之间的情感语言交流和行为互动，建立和谐的人际关系，提高医学生的创造欲望。

一个伟大的民族不能没有卓越的审美能力，更不能没有具备审美素质的民众。党和国家已把美育写进了政府工作报告，随着高等教育改革的不断推进，我们相信在时代和心灵的双重召唤下，一个审美教育的春天正向我们走来。

第 10 章　医务人员职业素质美的塑造

职业素质是指从业者在一定生理和心理条件的基础上，通过教育、劳动实践和自我修养等途径而形成和发展起来的，在职业活动中发挥重要作用的内在基本品质。

医务人员的职业素质主要由医务人员的道德素质、心理素质、业务素质及综合能力等组成。它要求医务人员不仅要有精益求精的医疗技术，而且要热爱卫生事业，有为人类健康服务的奉献精神，具有高度的责任感和同情心，忠于职守，能专心致志地完成各项工作，使患者身心达到最佳状态。

第一节　医务人员的内在美

一、内在美是人的众美之核

人的内在美是指人内心世界的美，是人的品德、思想、情操、性格等内在素质的具体体现，所以内在美也叫心灵美。它包括人生观和人生理想、思想觉悟、道德情操、行为毅力、生活情趣、文化修养等，是人类美的本质和精髓，体现了人的本质之美，对一个人的素质起着决定性的作用。内在美主要包括以下几方面。

(一)具有科学的人生观

人生观是世界观的重要组成部分，是人们在实践中形成的对于人生目的和意义的根本看法，它决定着人们实践活动的目标、人生道路的方向和对待生活的态度，它是人生经验、人生实践在人们头脑中的反映。人生观不属于社会心理层面，是高水平的社会意识形态。它影响并在一定程度上决定人们的道德行为和道德品质，具体表现在幸福观、公私观、生死观、荣辱观、爱情观等方面。它回答人为什么活着，应当怎样度过自己的一生等问题，对人生起着指导作用，所以树立科学的人生观至关重要。要实现人生观的科学化，必须掌握正确的方法，没有正确的方法就达不到目的。

1. *认真学习科学人生观的理论*　人生观是人们精神生活的重要组成部分，它决定着人生的道路和人生价值的选择。人生观的形成受家庭、团体、社会、民族、宗教、文化等多种因素的影响，要在纷繁复杂、变化迅速的社会中心存定力，始终做出最恰当的选择，就要坚持学习。尤其要学习马克思主义哲学、政治经济学、科学社会主义等知识，要学会用辨证唯物主义和历史唯物主义的观点和方法去分析问题、解决矛盾。另外，树立正确人生观，榜样的作用同样非常重要。心中有榜样，做人的方向和目标才会更明确。每一个立志树立正确人生观的人，都要选择自己立身做人的楷模，用以指导、鞭策、激励自己。

2. *抵制各种错误的人生观*　在社会生活中的人，由于政治利益和经济利益的不同，处在不同的社会关系之中，生活境遇、文化素养和所受教育的不同，从而形成不同的人生观。一般说来，人们的人生观必然要受到一定的经济、政治和环境的制约，但不同阶层的人，又可以主动地、自觉地选择自己的人生观。问题在于选择的人生观是正确还是错误、科学还是非科学。各种错误人生观的共同特征：狭隘的阶级利益，没有把握个人与社会的正确关系，对人的需要的理解是片面的。一个人要成就什么样的人生，是事业有成，还是碌碌无为；是崇高善良，还是卑鄙邪恶；是彪炳史册，还是遗臭万年，除了客观历史条件和机遇等因素的影响外，在很大程度上，将取决于这个人有什么样的世界观、人生观和价值观，取决于这个人追求什么样的人生目标、以怎么样的人生态度对待人生和实现人生价值。要实现人生观的科学化，就要清除错误人生观的影响，如享乐主义，这种人生观认为“人生在世，吃喝二字”，因此贪图安逸，追求吃喝玩乐。对诸如此类的观念，必须要有一个正确的区分，对错误的东西必须要坚决抵制，否则，你原来正确的世界观、人生观、价值观，也慢慢会被这些所谓的“新观念”所替代。另外，还有拜金主义、极端个人主义人生观也要坚决摒弃。

3. 在实践中磨炼出科学的人生观 要实现人生观的科学化，还必须在社会实践中加强磨炼。马克思主义真理观要求主观符合客观、主客观相结合，要善于解放思想、实事求是、与时俱进。大学生世界观、人生观和价值观的确立，绝不是仅仅依靠课堂教育、政治理论教育就能够完成的，还必须通过社会实践这一关键环节来获得正确的认识。

(二)具有崇高的人生理想

“理想”一词，最初来源于希腊语“ideal”，意思是人生的奋斗目标。在中国古代，理想叫作“志”，即志向。孔子讲“三军可夺帅也，匹夫不可夺志也”。今天，理想从一般的意义上讲，是指人们在实践中形成的、同奋斗目标相联系、符合事物发展规律，具有实现的可能性的对美好未来的追求与向往。根据理想的性质，我们可以把它分为崇高理想和庸俗理想，崇高的理想是建立在现实基础上的，同社会发展方向相符合，同大多数人的利益和幸福相一致的，目标远大的个人理想。只有崇高的理想才是美的。

(三)具有高尚的道德品质

道德品质是指一定社会或一定阶段的道德原则、规范在个人身上的体现和凝结，是处理个人与他人、个人与社会一系列行为中所表现出来的比较稳定的特征和倾向。讲道德的人是美的，无道德的人是丑的，古人有云：人宁可无才也不可无德。在古人看来，强调人的“德性”是甚于自己的人生前途。北宋时期著名的政治家、史学家司马光指出：“才者，德之资也；德者，才之帅也……是才德全尽谓之‘圣人’，才德兼亡谓之‘愚人’，德胜才谓之‘君子’，才胜德谓之‘小人’。”因此，当遇到像利与义、善与恶等具体道德冲突时，有德性的人往往会做出选择“君子喻于义，小人喻于利”的结果。

道德也是健康的一个重要指标。世界卫生组织提出的健康概念包括躯体没有疾病，具备心理健康、社会适应良好，还有一个重要指标就是“有道德”，一个健康的人必须与其所处的自然和社会保持和谐的关系，道德与健康是相互促进的。由于道德行为是社会所提倡的和有益于他人的行为，因此，一个符合道德标准的行为得到的外部反应通常是敬佩和赞扬，使个体产生满足、自豪、骄傲等积极情绪。一个遵守道德规范的人内心是平静的，不受惭愧、懊悔、内疚等不良情绪的干扰，而平静的内心世界正是我国传统的中医学和养生理论都非常强调拥有的心理状态。外国心理学研究发现，利他行为可使一个人在情绪低落时变得较为开朗。因此，助人为乐并不只是一个道德上的要求，同时也可能是助人者的切生体会，这不仅是一个人在利他行为之后体验到积极的情绪，即使是观看他人的利他行为对自己的健康也会产生益处。

二、内在美的表现及功能

(一)具有高尚的医学职业道德

医务人员的职业道德亦即医德，是指医务人员在医疗卫生工作实践中应该遵守的，主要依靠社会舆论、传统习惯和内心信念来维持的行为规范的总和，是一般社会道德在医学领域中的个体体现。对于医务人员来说高尚的医德和精湛的医术同样重要，否则，就像爱因斯坦所说："只有专业知识，他可以成为一种有用的机器，但不能成为一个和谐发展的人。"所以医务人员在强调提高业务的同时，还应具备高尚的情操、正确的价值观和高度的责任心；只有德才兼备，才能在工作中对医术精益求精、全心全意为患者服务，设身处地为患者着想。正如希波克拉底誓言中所叙述："我愿在我的判断力所及的范围内，尽我的能力，遵守为患者谋利益的道德原则。"

我国医德的基本原则：

第一，防病治病。防病治病从宏观层面指明了医学服务必须承担完整的医德责任，即无论医务人员身在哪一个工作岗位，无论医疗卫生单位属于何种性质，都必须肩负起防病治病的使命。这就要求医务人员克服狭隘的传统医务论，树立和形成由传统医务论与现代公益论整合而成的全新的医德医务观，正确认识和处理对患者个人、对健康人群、对生态环境、对每个人全面健康需求等多重医务之间的关系，彻底实现医学目的。

第二，救死扶伤。救死扶伤是临床医疗服务的首要道德职责，即所有临床医务人员都应把患者的生命和健康放在第一位，为患者谋利益。"救死扶伤是临床医务人员的天职"这一医德思想，是古今中外先进医家的共识。我国医界从"医乃活人之术"出发，以"医之使之生"的涵义来命名医师，一代又一代的先进医家，以实践奠定和丰富了"仁爱救人"的优良传统。我国当代医界的楷模、抗击非典的模范人物及众多优秀的医务人员，对什么是"救死扶伤"做出了最为精彩的诠释。

第三，实行人道主义。社会主义人道主义是在传统医学人道主义基础上丰富和发展起来的，使作为医学道德原则的人道主义发生了质的升华，它要求把社会效益放在医务工作的首位；对人的生命加以敬畏和珍爱；对人的尊严予以理解和维护；对患者的权利给予尊重和保护；对患者的身心健康投以同情和关爱。

第四，全心全意为人们的身心健康服务。全心全意为人们的身心健康服务是社会主义医德基本原则的最高要求，也是社会主义医学道德的核心内容。它体现了社会主义医德的根本宗旨，是"以人为本"思想在医疗工作中的体现，首先，为人民健康服务应该是全方位的。医学服务既要认真看病，更要真诚关心患者；既要给予生物学方面的救助，更要给予心理学、社会学方面的照顾，从而满足人民大众不断增长的健康需求，使他们保持生理、心理、社会、道德诸方面的良好适应能力和状态。其次，为人民健康服务应该是分层次的。为人民身心健康服务是基本要求、基本境界，经过积极努力，多数医务人员都可以做到；全心全意为人民身心健康服务是最高要求、最高境界，医务人员只有执着追求、养成和坚守医学职业精神，才能够达到，必要时还要做出自我牺牲。例如，白求恩同志在火线上开展救护，把生的希望带给伤病员，把危险留给自己；在四川汶川地震和青海玉树地震的救援过程中，广大医务工作者用实际行动很好的诠释了"全心全意为人民身心健康服务"的精神。

(二) 具备丰富的医学知识和高超的专业技术

医学不同于其他的科学，医学所面对的是人的生命，医务工作直接关系到患者的生命安危和千家万户的悲欢离合，正所谓："医者乃生死所系。"因此，医务人员只有不断钻研业务，提高技术水平，才能使更多的患者脱离病魔的折磨。

(三)健康的心理修养

面对日益激烈而残酷的医疗市场竞争，医务人员要面临社会舆论、医患矛盾、职称晋升等种种压力，势必造成一些医务人员把个人的情绪带到工作中传导给患者，造成患者的不满。所以在提高业务水平的同时，还应提高医务人员的心理素质，只有具备了健康的心理素质，才能增强对外界压力的承受能力，全身心地投入到工作中，以适应各种场合、各类人群的沟通；才能真诚地服务患者，以积极、健康的心态面对不同层次的服务对象；才能正确处理好个人与集体、医师与患者的关系。

第二节　医务人员的外在美

一、外在美的产生

外在美，是一种外部形态的美。它以形状或现象显示，能立即为人的感觉器官所感受，如湖光山色的美、乐曲的美、人的形体的美等。

人的外在美，是人的外部形态所显示的美，包括形体美、容貌美、语言美、行为美、风度美、仪表美、生活情趣美等。有些外在美的内涵有交叉，如仪表美包括容貌、衣着、举止、表情的美等；风度美也包括仪表美的一些内涵，还涉及语言美，但它们都是人在社会实践活动中出现的外在风貌。社会向前发展，社会文明的程度越高，人们对自身外在美的需求越迫切。

二、外在美的表现及功能

医务人员外部形态的美，主要表现为仪表美、语言美、行为美、生活情趣美、形态美等，医务人员的外在美，是紧扣医学职业特点并为这一职业所必需的美，限于在医学职业活动中最能滋润人际关系，最有助于伤病患者和社会人群的心境和谐，并对疾病的治疗、转归和维护健康最能起有益作用的那部分外在美。

(一)医务人员的仪表美

人的仪表，是一个人最先呈现在他人面前的外部形象，是人的容貌、衣着、举止、表情各因素的统一。容貌：指五官、面部表情(即面部的情绪表达)和发型等。

医务人员的仪表美应做到以下几点。

1. *服装整洁*　白色工作服、外衣、内衣、领子、鞋子、外套、裤子都应勤换勤洗，以医疗卫生为职业的人如果不卫生、不整洁是难以稳定求治患者的安全感的，还会引起患者某种心理反应，甚至怀疑是否能将自身健康挽救生命的希望寄托在这样的医务人员身上。

2. *表情亲切、自然*　表情是一种无声的语言。它能体现人的某种情绪，其传递速度比语言快。从表情中往往可获得的喜、怒、哀、乐、满意、不满意等某种情绪倾向的确切信息。

医务人员亲切、自然的表情对患者是一份慰藉，有助于减轻痛苦，消除隔阂，鼓舞患者陈述病因病情，利于医务人员做出正确的诊断；同时，亲切、自然的表情能缓解患者疑虑，增强患者与疾病做斗争的勇气。

3. *举止端庄*　举止端庄是由医学的职业特点决定的。不端庄的举止会令患者反感；而浮躁、轻率的举止往往导致误诊、错治，甚至发生重大医疗事故；医务人员唯有坚持自我尊重，才能获得患者的崇敬。

(二)医务人员的语言美

语言是社会交往、沟通思想和联络感情的工具，社会的发展和繁荣依赖于这一工具。由于地理、社会历史、劳动生产等关系，世界上各民族各地区形成各自的语言和文字。同一国家或民族内，从事不同职业的人还从各自专业需要出发运用特定的语言，因而语言还打上了职业特色的标记。

对医务人员语言美的基本要求包括以下几点。

1. *准确*　准确是医疗卫生的特殊性决定的。准确，是以真实性为基础的，主要指尊重事实，以及概念正确，判断恰当，推理合乎逻辑。我们常说，庸医害人：一是没有真才实学，不懂装懂，乱说一通，害了患者；二是缺少才学，不向高明请教。诊病、治病是来不得半点马虎的。填写病历，表达诊断见解、处方上使用的语言都要准确，处理医嘱和交接班上使用的语言也要准确。文字和口头语言的使用都应使护理、医技、接班医师等能明白无误地领会和掌握，并应使患者能切实地遵照执行。

2. *简洁*　语言简洁大有学问，不易做好，这是一种说话的艺术技巧，它体现了美。患者精神萎靡、情绪恶劣需要清静，话多厌烦损耗精神，对康复不利，而医务人员又为了了解病因，掌握患者的心理状态，以便对症施治，免不了要交谈，为缩小医、患间的这一矛盾，医务人员就应学会长话短说，不是很必要的就暂时不说，缩短谈话时间，对于重症患者尤其必要。

3. *感情丰富*　医务人员唯有热爱自己的职业，才能做到语言感情丰富。伤病患者的形象是丑陋的：面黄肌瘦、肢体扭曲、痛苦不堪、血肉模糊、精神萎靡，奄奄一息。总之，与常人形象都有不同程度的差距，没有强烈的职业使命感，没有对患者不幸深切的同情心，是难以做到语言感情丰富的。感情丰富的语言能使患者伤痛减轻，适宜的慰藉和鼓励，有助于安定患者情绪，增强其治疗信心。医务人员必须避免说话干巴巴，语言不耐烦，因为这只能助长患者的烦躁、不安，对疾病的转归有害。

4. *幽默*　语言的幽默，是人类社会生活的需要，它能调剂精神，丰富生活内容，增加人们相互间的理解，密切人际关系。它在医疗工作中也很有用处。在了解病情的过程中，有时说一两句恰当的幽默话，可以融洽医患关系，放松患者的紧张情绪，甚至解开患者的思想疙瘩，有益于病情转归。

(三)医务人员的行为美

医疗卫生以人体为重要对象，直接体现社会人们的切身利益，是利他行为的行为美，体现在利他的实际需要上，这就必需做到以下两点。

1. *认真细致*　许多疾病的症状有相似之外，仅以发热而言，可能是伤风感冒，可能是便秘，也可能是某个内脏炎症或病毒感染，还可能因其他疾病引起，诊治中，半点粗枝大叶、疏忽大意都不行。否则，导致误诊、错治，医疗事故便会接踵而至，给患者带来痛苦、不幸，也违背医务人员的初衷。

认真细致是一种深入的求实作风，是高度职业责任心的表现。任何工作都需要这样一种行为美，关系人的健康和生命的医疗卫生工作更少不得它。

2. 镇定从容　镇定从容是维护医疗机构正常秩序的需要，也是一种医学行为美。

医务人员在医疗活动过程中的沉着、镇定能避免忙乱、出现差错，能对患者及其家属产生好的影响。患者，特别是重病和长期病患者，往往对康复悲观绝望，家属也因前景未卜，显得慌乱，心事重重。医务人员镇定从容，则可缓解患者、家属的焦虑，对治疗有益。在现代化的医院里，一个医务人员要担负许多患者的诊治或护理，保持镇定和工作条理化显得尤为必要。

第三节　医务人员的“仁术”

一、医务人员的专业技能

医务人员专业技能的强弱是医疗质量高低的直接反映，关系到患者的生命安全和心理健康，是否能够熟练地运用新技术、新业务也是衡量医务人员水平的标志。医务人员专业技能包括医疗技术与心理治疗。因此，医务人员必须加强业务学习，要有不断进取的精神，对业务要精益求精，充分利用自己的技术更好地为患者服务。不但要持之以恒地刻苦学习，还要学习医疗领域中的新技术、新知识，提高知识层面，丰富知识积累，并运用心理疏导、心理干预技术解决患者的心理障碍，辅助临床治疗。

提高职业技艺的途径不外乎3条：一是在职业实践中学习。在实践中积累经验，锻炼实际医学审美处理和操作能力，培育技艺美。二是向书本学习。书本记载的是最基本的专业知识，前人经验，有助开阔思路，触类旁通，善于发现问题和解决问题。三是向同行学习。打破门户之见，以人之长补己之短。

二、医务人员的沟通技巧

（一）沟通及其分类

沟通是人与人之间、人与群体之间思想与感情的传递和反馈的过程，以求思想达成一致和感情的通畅。沟通是人类组织的基本特征和活动之一。没有沟通，就不可能形成组织和人类社会。家庭、企业、国家，都是十分典型的人类组织形态。沟通是维系组织存在，保持和加强组织的纽带，创造和维护组织文化，提高组织效率、效益，支持、促进组织不断进步发展的主要途径。

有效的沟通让我们高效率地把一件事情办好，让我们享受更美好的生活。善于沟通的人懂得如何维持和改善相互关系，更好地展示自我需要，发现他人需要，最终赢得更好的人际关系和成功的事业。

1. 按沟通的媒介不同分为书面沟通与口头沟通　书面沟通是以文字为媒介的信息沟通。如文件、报告、信件、协议等。其优点是沟通内容具体化、直观化，沟通信息能够被永远保存，便于查询。其缺点是浪费大量时间，缺乏及时的反馈，而且不能保证每个接受者完全正确的理解信息。口头沟通是以语言为媒介的信息沟通。如交谈、讲座、讨论会、电话等，其优点是信息发送和反馈快捷和及时，其缺点是信息传递经过的中间环节越多，信息被曲解的可能性就越大。

2. 按沟通是否是结构性和系统性的，沟通分正式沟通和非正式沟通　正式沟通是指按组织规定的原则，通过正式组织途径进行的沟通。例如，文件下达、召开会议、上下级定期交流、公函往来等。都是按照正式组织程序，正式组织结构进行的，沟通的媒介和路径多安排好了的。它的沟通效果好、比较严肃、约束力强、易于保密，可使信息沟通保持权威性。但是速度慢、方式比较刻板，也存在信息失真和扭曲的可能。非正式沟通不受规定形式的限制，有时比正式沟通还要重要。在许多情况下，来自非正式沟通的信息更容易获得接受者的重视。因为这种形式以口头方式传递为主，不留证据，不负责任，一些不便在正式渠道中沟通的信息却可能在非正式沟通渠道中传递。因此，在一定程度内，非正式沟通对正式沟通起补充和配合作用。

3. *根据沟通中的互动性分为单向沟通与双向沟通*　单向的沟通，不允许对方提问，也就是说一方发送信息，另一方接收信息，这种沟通的模式在我们日常工作中相当普遍。如公司的领导布置任务，或者你向其他的同事交代一项工作，让他代办等，在进行这样的单向沟通时，我们应该特别注意所选择的沟通渠道，同时也必须要特别注意接收者的接收能力，以及你是否完整地表达出了你要传达的意思。沟通在正常的情况下应该是双向的，沟通应该是一个反复的过程，由一方首先传达给另一方，另一方有什么不理解，有什么意见等，反馈回来，然后再传达，再反馈，形成一个循环往复的过程。只有做到了这些，才能保证你所传达的信息准确无误。

4. *按沟通的方向分为上行沟通、下行沟通和横向沟通*　上行沟通指下级将信息传达给上级；下行沟通指上级将信息传达给下级；横向沟通指同级部门之间的沟通。

(二)医务人员的沟通技巧

医务人员在与患者进行沟通时，也应掌握一定的沟通技巧。

1. 仔细倾听、认真体会患者的诉说，理解患者真正意图。倾听是沟通的第一步，在与患者交谈过程中，医师要注意全神贯注地倾听患者所谈的内容。患者倾诉时，不要随便打断，甚至要听出谈话的弦外之音，这样可能有较好的聆听效果。还应注意与患者保持眼神的交流，适时给予适当的反应，如适应地说“噢”“是的”“有可能的”等或点头表示接受及回应对方说话的内容，让医师认真仔细的倾听被患者所觉察。不要在患者正在叙述时随意打断他们的谈话，而应引导患者简洁的叙述完毕。最后把患者表达的信息简要概括一下，表明医师是在实实在在地倾听他的陈述，并且给患者留出纠正医师误解内容的机会。

2. 根据患者的具体情况，注意选择适当的语言，使用患者熟悉的语言，在患者理解的情况下才使用专业术语。比如，对普通的患者尽量避免用医学术语，应选用患者易懂的语言；对知识层次较高者可以使用规范的语言并适度使用部分术语，以求恰如其分而又不失真地与患者进行交流。医患沟通时注意使用保护性语言，在交流过程中医务人员的礼仪也很重要，礼貌而不呆板，热情而不矫情，让自己的语言既有严谨的逻辑性，又有灵活性，既讲究内涵的充实，又要恰当地把握分寸。

第四节　医务人员的职业形象

一、医务人员职业形象的基本要求

职业形象是在一定时期和一定环境下，社会公众对从业者(不论团队或个人)的外在表现和内在素质的印象、看法、认识的综合体现，比如一位从业者，公众通过其工作时的着装、气质、言谈、举止、能力、人格等方面形成的综合印象，这就是职业形象。从业者良好的职业形象美可以大大提升社会的认可程度，既有利于沟通交流，又有利于各项业务工作的开展。

不同行业对于职业形象有着不同的要求，医务人员的形象对于和谐医院而言是至关重要的。医务人员不但需要具备精湛的医疗技术、全新的服务理念，还要用亲情和爱心全方位、全流程地为患者提供超出其期望的服务。医务人员职业形象美表现在多个方面。

(一)高尚的心灵美

医务人员的道德修养、道德信念与道德品质，影响并决定着工作态度并制约着工作质量。因此，医务人员职业形象美的形成，要求具备崇高的精神境界，创造自身美好的内心世界，即心灵美。心灵美是内在美的主要内容。要对医学事业有坚定的意向、深厚的职业感情和献身精神，要热爱本职工作；要以高度的责任感和同情心对待患者，树立起“全心全意为人民服务，一切以患者为中心”的医德风范并逐渐转化为自觉践行的医疗活动道德行为。一个关心患者、贴近患者、倾听患者诉说，以言行表明是患者的“亲人”的医务人员，才能获得患者的信任，才能为建立医务人员的良好整体形象打下基础。

(二)庄重的仪表美

医务工作者良好的形象可以获得患者的信赖，良好的仪表对树立医务人员的正面形象至关重要。仪表美主要是指装扮与神态。装扮应朴实大方，神态应自然亲切，庄重热情。医务人员的仪表主要体现在：服装整洁端庄、合体，装束朴实大方，不浓妆艳抹，不穿响底高跟鞋，不留长指甲；神态温柔自然，常面带微笑，给患者以宽慰、慈祥、诚恳、可亲之美感；人格上保持庄重、谨慎，要有稳健的气质，表现在遇事沉着，不急不躁；保持乐观的情绪，时刻以乐观、开朗、友好的态度去感染患者，激发患者与疾病做斗争的积极情绪。

(三)良好的言行美

“良言一句三冬暖，恶语伤人六月寒”。医疗服务不仅是一门科学，而且是一门艺术。医疗服务艺术集中表现在医疗服务语言美和医疗服务的行为美两个方面。

“言为心声”。医务人员美好的语言是医务人员心灵美的反映。医圣希波克拉底说过，医生有两种东西可以治疗：一是药物，二是语言。言能治病，也能致病。在医学模式转向生物-心理-社会医学模式的今天，医务人员讲究语言艺术具有特殊的重要意义。医务人员的行为美就是指医务人员在职业活动中的所作所为。要确立严肃认真的行为要求，养成对工作高度负责、认真的习惯，事无巨细都要严格执行操作规程。要保持镇定从容的行为态度。镇定从容就是不论在任何情况下都保持清醒的头脑，按照客观规律的要求有条不紊地完成应做的工作。

(四)专业的技艺美

医务人员要在医疗过程的每一环节都注意给患者以专业熟练的印象，细到问诊、体检、病情观察、手术治疗、精神护理、书写医嘱等，从实施手段到医疗效果上都给人以美的享受。

二、医务人员的职业形象塑造途径

(一)内在美的塑造是关键

人们在长期的社会实践中，认识到人的内在美比外在美更重要。古希腊哲学家德谟克利特说：“身体的美，若不与聪明才智相结合，是某种动物性的东西。”歌德说：“外在美只能取悦于一时，内心美方能经久不衰。”雨果说：“假如没有内在美，任何外在美都是不完善的。”人的美总是在形象中体现着某种内在的、更深刻的东西，如理想、品质、修养、性格等。人的内在美是通过长期的学习和自身修为所提升的，而它又是人文素质的重要内容，随着人的内在美的升华，从而提高人的道德情操，使人情感丰富，心胸开阔，性格开朗，热爱生活，富于包容心。进而对全面提升人的思想境界，完善人格意义重大。内在美的塑造过程是长期的，几乎贯穿着人的一生。人生的重要阶段——职业生涯，往往是个人的内在美形成的最重要的阶段，同时也是内在美最重要的表现时期。

医务人员的内在美，表现为高度的道德责任感和革命的人道主义精神，以及自我牺牲的精神。医务人员要体贴、同情患者的疾苦，明确诊断、认真医治，对危重患者积极抢救、精心护理，尊重患者的人格，关心和同情患者，能够用患者的心情来体察事态，能够用患者的思维去思考问题，真正成为患者的知心人，使患者能够在身心愉悦的情绪中接受治疗和护理，只有始终把患者放在首位，围绕着患者的需要积极进取，不断改进工作的方式方法，不计较个人的得与失，才能将内在美淋漓尽致地表现出来，使职业形象美体现出来。

（二）外在美的训练是必要条件

外在美是与内在美相对应的一个概念，主要是指由人的外部形态和表现显示的美。外在美的性质和内容都较为复杂，从性质上讲，外在美既有自然美的属性（如躯体的自然形态），也有社会美的属性（如穿、戴、语言等显示的思想文化状况），还有艺术美的属性（如化妆和装扮等）。从具体内容上讲，可以涵盖人的一切外在表现，如语言表情、坐行姿态、五官长相、穿戴打扮等。

医务人员的外在美是人的一般外在美在医疗卫生服务中的特殊表现，它是医务人员在自己的职业活动中所表现出来的，给服务对象以良好的心理刺激，能提高服务质量，促进服务对象身心健康的外在形态和表现。外在美可以经过严格的后天训练进行提升。

1. *举止训练与要求*　举止犹如人们的“身体语言”，具有向外界传递一个人的思想、情感、态度、习惯的功能。举止就像一面折射镜，能使人既见其表又窥其内。医务人员的举止训练可以从简单的“坐、立、行”入手，严格规范工作生活中的行为。在医学职业活动中，医务人员和服务对象之间是平等亲切、友好和睦的关系，坐姿要求上身要挺直，两手可以轻松地放在腹部给人以轻松感，以利于调动服务对象的积极性和主动性。医疗卫生活动中医务人员的站姿可吸收“站如松”要求的某些基本点，如上身仍要保持挺直，不弯腰，两足可基本平行，可成“稍息”状，但不能依物而站，不歪脖，不探头，保持自然状态，给人以亲切、活泼、愉悦的感觉。医疗卫生工作中行走的美学要求与一般行走美要求相似，应本着自然、与环境协调，能充分体现医务工作者的情态、气势和风格为原则。

2. *语言方面的要求*　医务人员的语言美应着重体现在几个方面，首先语言要准确简洁，说话不含糊，尽量给患者明确的回答；其次语言要有情感，感情丰富的语言，对听者来说是一种美的享受，优美亲切的语言同时表现出对患者的关怀之情，是患者最好的安慰剂，有利于解除患者的思想负担，增强患者战胜疾病的信心；同时语言还要幽默，幽默的语言是人类智慧的闪光，可使患者从沉重的痛苦中解脱出来，轻松愉快充满希望和信心；另外，在必要的时候语言要婉转，避免对患者造成伤害。

3. *仪表服饰方面*　医务人员服饰打扮要非常得体。衣着要干净朴素，避免穿着污秽不洁的工作服；穿戴要整齐合体，帽子应戴正，衣服扣子应扣好，要避免奢华夸张的装饰；服饰应与环境协调一致，男性夏天也应穿长裤、皮鞋，女性不穿超短裙；化妆应淡雅大方，避免使用气味浓烈的香水。

（三）内在美与外在美和谐统一

内在美与外在美既有区别，也有密切联系，两者相互依存，相互制约。孔子认为“质胜文则野，文胜质则史”，即只强调外表的华丽文饰，会使人显得虚夸浮躁，但是没有了外在美的形式，内在美也将无法完整表达。

职业形象是在职场中公众面前树立的与自己职业相关的个人形象，具体包括外在形象、品德修养、专业能力和知识结构这四大方面。建立良好的职业形象就要注重内在美与外在美在职业过程中的统一。通过个人衣着打扮，言谈举止可以反映出专业态度、技术和技能等。职业形象和个人的职业发展有着密切的关系。

医务人员要树立良好的职业形象，必须同时兼顾内在美与外在美。但更为关键的是一定要特别注意培养良好的心灵，要有美的情感、情操及健康的人格，确立对人，特别是对患者的正确态度，使内在美成为一种实实在在的内容美。以此为基础加强外在美的修养，不断修正自己的语言和行为，达到内在美与外在美的和谐统一，以充分展示“白衣天使”的美好形象。

三、医务人员的“生活之道”

（一）平衡自己的工作和生活

工作与生活是人们每天都要面对的，是我们人生中最重要的两件事，两者相辅相成，相互作用。究竟是令人羡慕的工作重要，还是拥有一个幸福美满的家庭生活重要？工作与生活像是人生的两个基本支点，悬挂于人生天平的两端。过多的倾向于任何一方都会造成天平的失衡，要尽量协调工作与生活，来保持人生天平的平衡，若平衡不当，对我们的生活质量、个人情绪、工作质量，乃至个人发展都将直接带来负面影响。工作最终的目的是为了更好的生活，而快乐的生活可以促进更加成功的工作。没有一分稳定、舒心的工作，就无法成就一种惬意、幸福的生活；没有一份惬意、幸福的生活，也就无法支撑一份稳定、舒心的工作。所以要在心里放一个跷跷板，保持内心的平衡，懂得把握平衡原则的人在多么紧张工作的情况下，都知道该怎样调节自己的生活节奏和工作状态，怎么体味生活中的情趣，保持一种从容和风度。生命不是赛跑，而是一步一个脚印的旅程。试着像热爱生活一样地去热爱工作，用认真的态度珍惜身边的生活，你就会发现每一天都是美好的。

（二）健康的生活方式

健康的生活方式不但可以促进医务人员自身的健康，还可以帮助医务人员积累能够提供给患者的健康经验。目前对于健康生活要素的认识较为统一，包括运动、饮食、休息、休闲等。世界卫生组织提出并向全世界推广的健康生活方式，它的基本原则是：不吸烟、少饮酒、平衡膳食、注意锻炼。具体做法主要有：合理摄入营养，每天按时进餐、坚持吃早餐、睡前不饱食、咀嚼充分、吃饭不分心、保持良好的进食心情和气氛等；每周至少有 3 次体育锻炼，运动的强度以运动时的心率达到 170 减去年龄这个数为宜，例如一个 50 岁的人运动时能够使心率达到 120 次就比较合适，最好能够保持心率加快、身体发热这种状态 15min 以上；每天起居定时，按时作息，保证充足的睡眠；注意控制体重，不超过个人标准体重 20%；不吸烟，少饮酒，不喝烈性酒；保持平和的心态。

（三）在生活中提升个人修养

法国著名雕塑家罗丹说：“美是到处都有的。对于我们的眼睛，不是缺少美，而是缺少发现。”日常生活中，对自然美的感悟，对绘画、音乐、书法、舞蹈等艺术作品的欣赏，都是对美的发现、领略、领悟的过程，都是美学相关的科学、文化、艺术知识的积累过程。梁启超先生说：“我确信‘美’是人类生活一要素，或者还是各种要素中之最重要者，倘若在生活全内容中把‘美’的成分抽出，恐怕便活得不自在，甚至活不成。”丰富多彩的生活就是提升美容医务人员审美修养的有力手段，有助于发展医务人员的全面思维，培养高尚道德和高尚情操。

个人礼仪修养也是重要的方面。个人礼仪修养即社会个体以个人礼仪的各项具体规定为标准，努力克服自身不良的行为习惯，不断完善自我的行为活动。如果个人礼仪的形成和培养需要靠多方的努力才能实现的话，那么个人礼仪修养的提高则关键在于自己。从根本上讲，个人礼仪修养就是要求人们通过自身的努力，把良好的礼仪规范标准化作为个人的一种自觉自愿的能力行为，形成一种持之以恒的风格。今天强调个人礼仪修养有着极为重要的现实意义。人与社会密不可分，社会是由个人组成的，文明的社会需要文明的成员一起共建，文明的成员则必须要用文明的思想来武装，要靠文明的观念来教化。个人礼仪修养的加强，可以使每位社会成员进一步强化文明意识，端正自身行为，从而促进整个国家和全民族总体文明程度的提高。